10000人の患者を診た
歯周病専門医が導き出した

これからの

0歳から100歳までの「歯の教科書」

多保 学

日本歯科大学附属病院臨床准教授
日本歯周病学会指導医
医療法人社団幸誠会 たぼ歯科医院 理事長
歯科博士

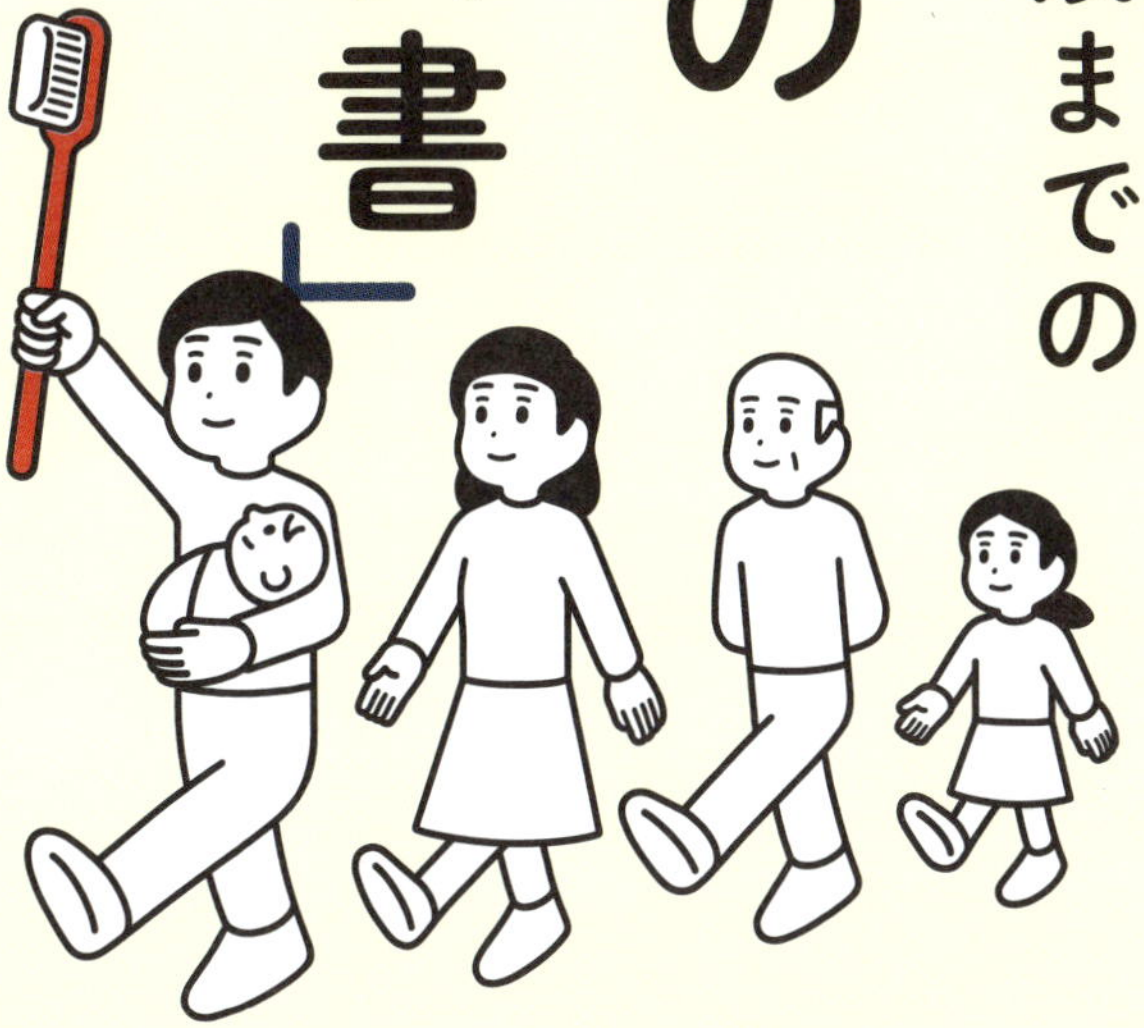

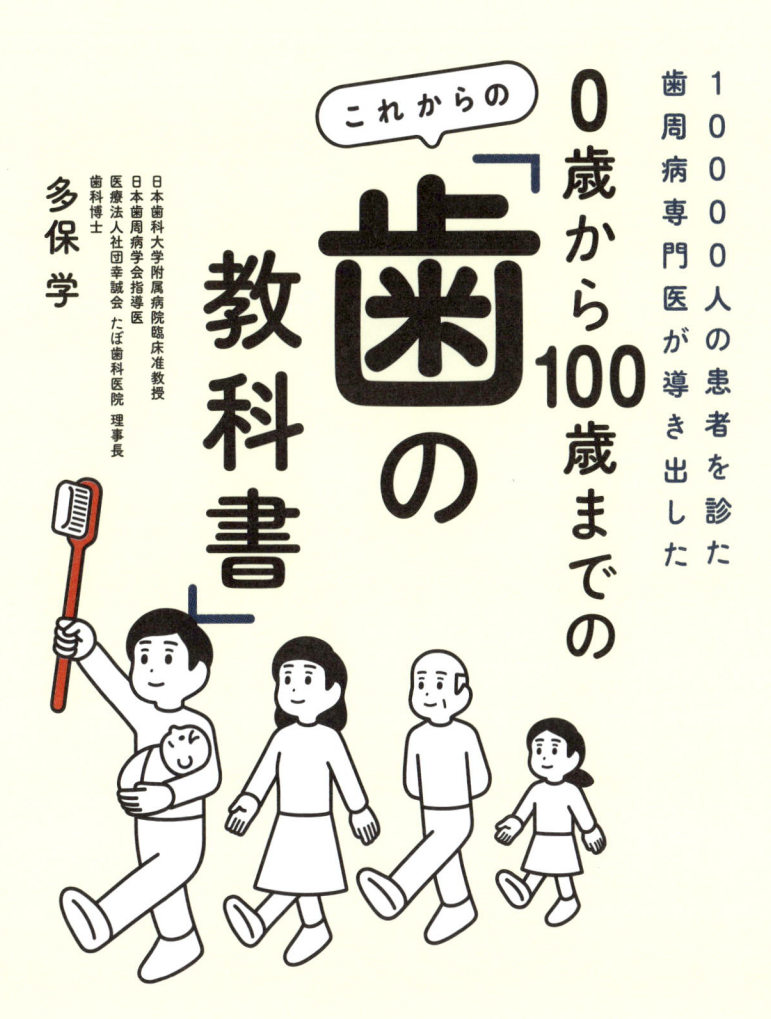

イースト・プレス

本書について

ご自身やお子さんをはじめ、ご家族の歯を、いつまでも大切に残してより良い人生を送りたい――。

あなたがそう考えるなら、歯を健康に保つことを目的とした「予防歯科」の最新の考え方をまとめた本書が、きっとお役に立つはずです。

特に読んでいただきたいのは、子育て世代、自分の歯に困っている方、親世代の介護をしている方などです。アメリカで世界水準の歯科医療を学び、現在は日本歯周病学会指導医として、小児歯科医院を含む3つの歯科医院を経営している私の経験や実績をもとに本書は書いていますので、お子さんの歯の成長からご自身の歯のケア、そして親世代の口腔ケアまで、幅広く網羅した内容になっています。

本書を読めば、お子さんの発達に関わる大切な考え方、歯の悩みに対する正しい知識や最新の治療法、町の歯医者さんでも知らない「あっ」と驚くような世界の歯科の常識などを知ることができます。

ぜひ、ご自身の歯のケアやお子さんの成長を正しい方向へと導いてくれる歯医者さんの考え方や選び方を知っていただき、ご自身と大切な家族の健康を永続的なものにしていただけたらと思います。

皆さまが、一生涯歯で困らず、一生涯おいしい食事が召し上がれますように。

医療法人社団幸誠会 理事長　多保 学

はじめに

日本歯周病学会指導医が小児歯科医院を開業した理由

「なんで歯周病学会指導医が小児歯科医院を開業なんかするの？」

この質問は、私の歯科医師の友人、知人からよく受けた質問です。

私自身も、まさか自分の専門である歯周病専門の医院ではなく、小児歯科医院を開業するとは夢にも思っていませんでした。はじめに、私の経歴からお話をすると、大学を卒業して、日本で歯周病専門医を取得後、「歯周病で歯を失った人を噛めるように戻したい」という思いからアメリカ・カリフォルニア州にあるロマリンダ大学大学院にインプラント学を学ぶために3年間留学をしています。帰国後はその知識と技術を活かし、歯科医師向けの講演会や技術研修会などを定期的に開催しています。

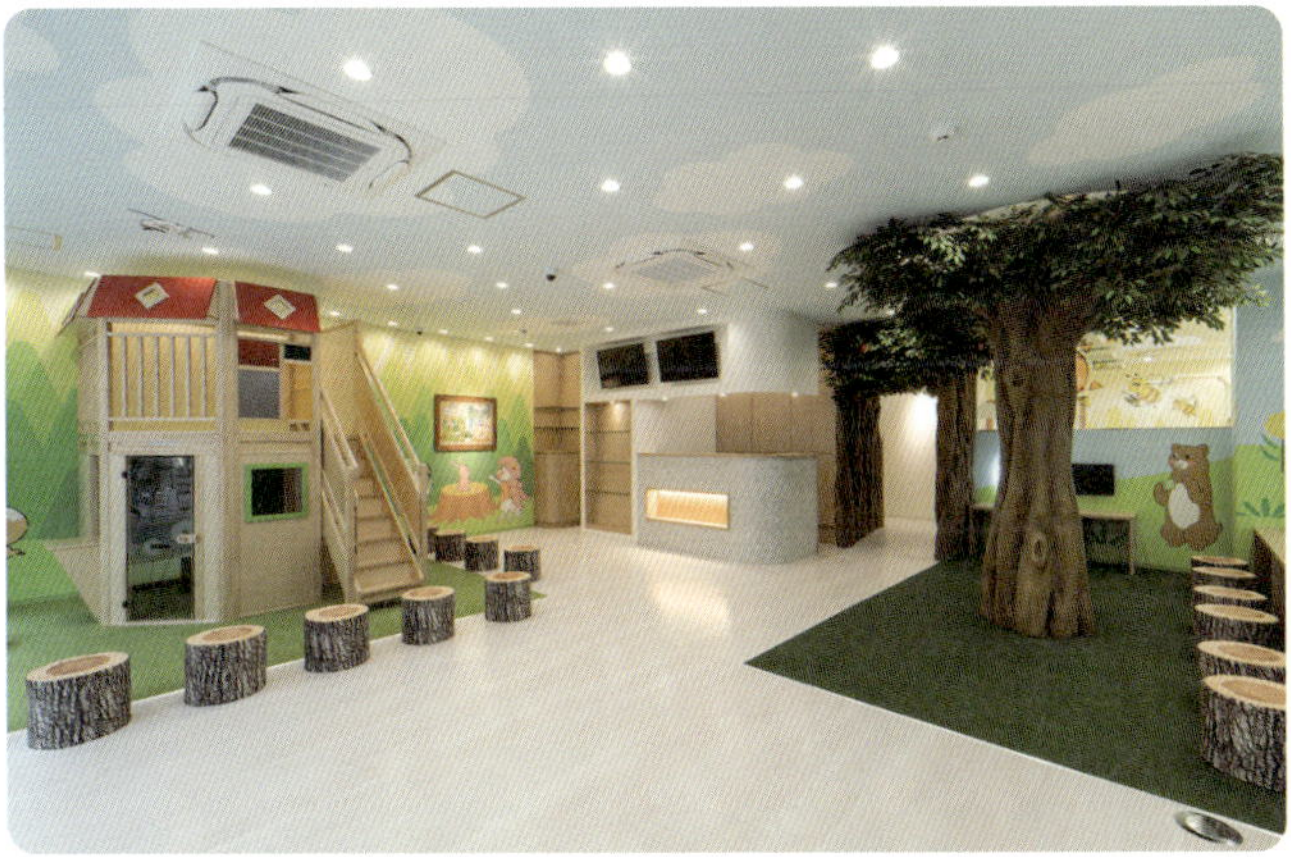

そんな私が専門の歯周病やインプラントではなく、小児歯科医院を開業するということは業界でも異例のことであり、非常に話題に上ったそうです。

現在、私は埼玉県さいたま市浦和区にて、浦和駅から徒歩1分圏内に歯科医院を3店舗経営しています。2店舗は成人をターゲットとした歯周病や予防医療をベースとした歯科医院、そしてもう1店舗は小児専門歯科医院です。

2015年に第1店舗目「たぼ歯科医院」を私の地元である浦和で開業し、予防医療をベースに歯周病・インプラントに特化した診療をしてきました。開業してからは、歯周病・インプラント専門である私のところにさまざまな歯科医師から難症例とされる患者さんが紹介されてきます。こうした患者さんのほとんどが1本の歯ではなく、お口の中全体、つまり虫歯や歯周病、歯列不正などの問題が混在しているため、非常に複雑な治療が必要です。

難症例の場合、さまざまな治療が必要になり時には数百万から1000万を超えるような治療費がかかってくる場合があります。

我々専門医を含め、日本の歯科医師のほとんどが「壊れたものを治療する」の繰り返しを行っています。壊れたものは元通りにすることは完全にはできません。ただ、壊れたものをより良い状態にして、それを維持することは可能になります。ただし、忘れてはいけないのは、一度壊れたものは再度壊れる可能性が高いということです。ここで、発想を変えてみましょう。壊れないものを作るにはどうしたら良いでしょう?

虫歯、歯周病を予防するためには、正しい習慣を身につけることが非常に大切です。つまり、子どもの頃からの歯ブラシや歯医者さんに定期的に通う習慣というものが非常に重要になってきます。では、歯列不正はどのように予防ができるでしょうか？

実は10歳までの上顎の成長がKｅｙになってきます。本書ではさらに詳しく解説をしていきますが、上顎の成長というものは子どもの頃の疾患や悪習慣などに大きく関与していることが近年のさまざまな研究から明らかになっています。

究極の予防というのは小児期からの正しい顎の成長発育と予防歯科治療だったのです。

幼少期から正しい習慣を親子ともに身につけ、正しい顎の成長を導いてあげることこそが究極の予防だということに、歯科医師になり約20年目で気がついたのです。

地域の子どもたちが将来、私の専門である歯周病治療やインプラントを必要としない世界が作れたらこんなに幸せなことはありません。残念ながら私の幼少期には、今我々が行っているような小児期の概念は存在しませんでした。歯科医師の父親を持っている私自身も歯列不正に悩まされたうちの一人です。

複雑な治療で高いお金を払い、痛い思いをすることが幸せだと感じる方はいないはずです。

近い将来、私自身は、自分の専門である歯周病・インプラント治療を本当に必要な患者さんにのみ提供できればと思っています。本当に必要な患者さんとは、遺伝的な理由で歯周病に罹患している方、生まれた時から歯がないような方や事故などで歯を失った方などです。

本書は皆さんが歯医者さんで普段疑問に思っていること、新しい予防医療への知識をふんだんに盛り込んでいます。

虫歯や歯周病に困らずに、皆が自分の歯で一生涯暮らせるような社会を目指すために、本書を読んで、知識を皆さんで共有していただけることを切に願っております。

皆さんが笑顔で一生涯自分の歯で噛めるように。

医療法人社団幸誠会　理事長　多保　学

もくじ

第3章 子どもの顎の成長は10歳までの習慣で決まる

第4章 虫歯予防は3歳までが肝心

第5章 真の予防歯科医療とは何か

第6章 誰もが予備軍!! 日本人の8割が歯周病

第7章 それでも歯が抜けてしまったら！入れ歯とインプラントの最新知識

第8章

歯を守れば人生が豊かになる

第1章

なぜ0歳からの予防が必要なのか

定期検診を受ければよかった……

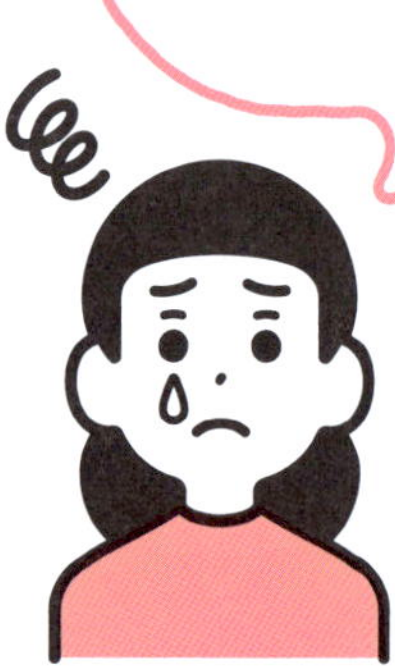

定年前にやるべきだったことの、アンケート第1位は「歯のメンテナンス」

２０１２年にプレジデント社が行った定年退職した55~74歳の男女１０００人を対象とした、リタイア前にやるべきだった後悔トップ20というアンケート調査において、興味深い結果が出ていました。このアンケート調査の健康部門における順位結果を挙げると、第2位は「スポーツなどで体を鍛えればよかった」、第3位は「日ごろからよく歩けばよかった」という結果でした。そして栄えある（？）第１位は「歯の定期検診を受ければよかった」でした。

第2位と第3位は健康志向の高い方であればすぐに思い浮かぶものだと思います。いわゆる一般的な「あるある」に該当しますね。では、「あるある」を抑えてなぜ歯の定期検診が第1位だったのでしょうか。若い頃は不具合が少ないため、なかなか歯に関心がいきません。しかし、ひとたび虫歯で歯を失ったり、一度歯周病にかかったりしてしまうと元の状態に近づけることは難しくなります。またこの状態が続くと食べ物が食べにくくなってきて食べるのが苦痛になったり、笑顔を浮かべることすらできなくなってきます。つまり著しく、我々の生活の質を落とすことになるわけです。

50代にもなると、何かしらの歯のトラブルを抱えている方が多くなります。ひどい方だと、ほとんど歯が残っていません。5大欲求の1つである食欲を満たせなくなってくるのです。特に高齢者の方で「私の残りの人生の楽しみは食事です」という方は非常に多い印象です。

しかし、なんらかの違和感に気づいてからだと手遅れなのが歯の治療です。こうした人生の先輩方からのメッセージをあなたは無視できるでしょうか?

歯の正しいメンテナンスを受けておけば、全身疾患などを予防することも可

能になります。一般的に糖尿病の患者さんは歯周病にかかりやすいと言われていま
す。逆に、正しい歯周病治療を行うことで糖尿の値が良くなったという研究論文が数多く存在しています。全身疾患との関わりは、糖尿病、脳梗塞、狭心症、心筋梗塞、低体重児出産や早産のリスク、誤嚥性肺炎などが挙げられますが、これらを予防する意味でもしっかりとしたメンテナンスを定期的に受けることが重要になります。定期的なメンテナンスを受けることで、全身の健康維持や向上に寄与し、結果として総医療費も削減できるのです。

また、人間の体で多くの細菌が生息している場所は腸と口になります。皆さんがよく聞くのが腸内細菌だと思いますが、実は口の中にもたくさんの細菌が生息しています。その数なんと2000億、約500〜700種類の細菌が検出されています。肛門周囲の細菌数は約30億とも言われており、圧倒的に口の中の方が細菌数は多いのです。我々のクリニックでは、患者さんから採取したお口の中の細菌を顕微鏡を用いて、モニターに映して見ていただくことがあります。この時の患者さんのリアクションは凄まじいものがあります。ウヨウヨと蠢《うごめ》く細菌を目の当たりにして、愕然とさ

図1　バイオフィルム

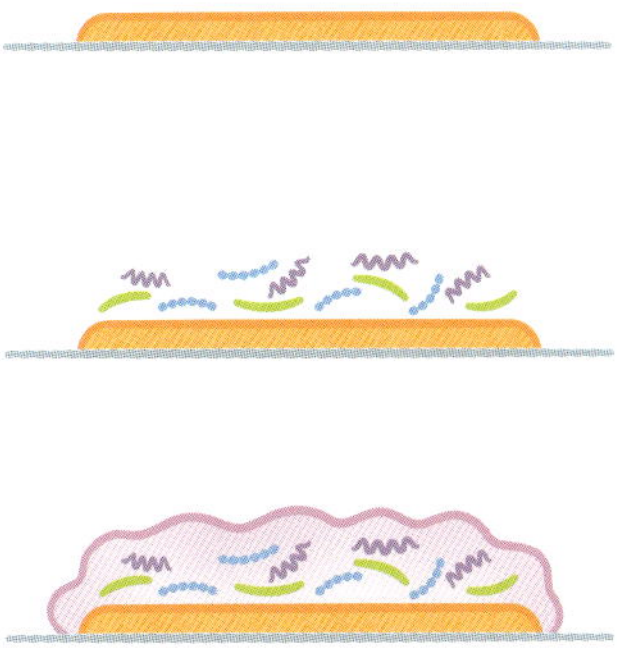

ペリクル
歯磨き後1～2分で形成される被膜

細菌
ペリクルに細菌が付着

バイオフィルム形成
歯磨き後、約8時間

れる方がほとんどです。これは実際のブラッシングを動機づけるために行っている検査の一環です。非常に多くの細菌が生息するお口の中ですが、しっかりと定期的なメンテナンスと日々のブラッシングを行っていれば、細菌が悪さをすることはありません。正しいブラッシングを日々行っていたとしても、取れない汚れが口の中には溜まっていきます。定期メンテナンスでは、普段患者さん自身のブラッシングのみでは除去できないバイオフィルムというものを、取り除いていきます（**図1**）。

　バイオフィルムとは、細菌が集まって膜状になったもので、歯磨きをした8時間後くらいから歯の表面に発生します。バイオフィルムは歯に強固に付着しているため、自宅での歯ブラシでは落とすことができません。

メンテナンスに行かずバイオフィルムをそのままにしていたり、普段のブラッシングがきちんとできていなかったりすると、一部の細菌叢が育ってしまい歯周病などになっていきます。


ここまで読んで定期的なメンテナンスと日々のブラッシングの重要性をご理解いただけたのではないでしょうか。

ではいつからメンテナンスに通ったら良いのか？

答えは生まれてからすぐです。具体的には歯が生える前です。

我々は歯だけを定期検診で診ているわけではないのです。

また原則として、生まれたばかりの赤ちゃんには原則虫歯菌や歯周病菌はいません。そのためなるべく虫歯菌を生息させないように歯科医院での定期的な検査、そして虫歯を予防するための正しい知識をご両親がつけることが重要です。虫歯にならないように0歳から予防しておけば、定期的に歯科医院に通うことも習慣化し、一生涯歯に困らない人生を送れるかもしれません。虫歯を削らずに済む社会が実現すれば、こんなに良いことはありません。

メンテナンスで歯科医院に来てもらえれば、私たちの仕事はなくなりません。人生を後悔しないために、親子ともに生まれたタイミングから歯科の定期検診を受ける習慣をつけることは、確実にその人の人生の質を良くします。

なぜ歯医者さんの治療はこんなにお金がかかるの？

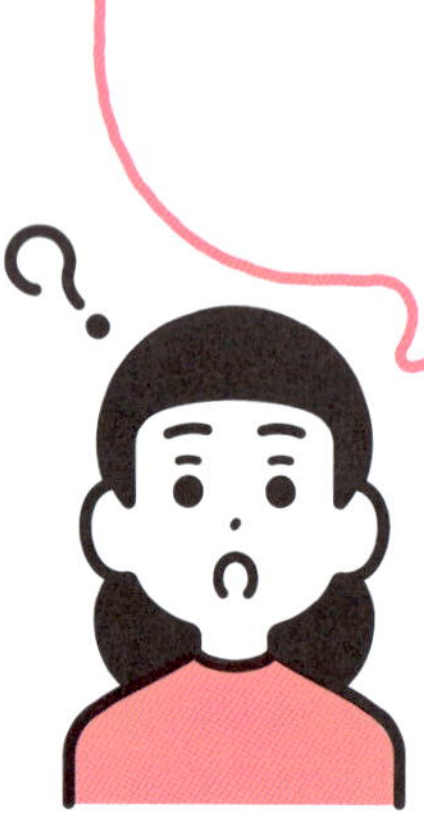

０歳から予防すれば、生涯医療費は１０００万円以上安くなり、予防しないまま大人になって歯周病に罹患すると治療費に約４００万円かかる

難症例の患者さんがよく思う疑問だと思います。

例えば、1本の虫歯を治療する場合、かかる医療費は虫歯を削って型を取り、その後銀歯もしくはセラミックを入れる費用の総額になります。詰め物には、保険診療でカバーされる銀歯から自由診療で行うセラミックまでさまざまなものがあります。保険診療だと約1万円、自由診療のセラミックだと約10万円の支払いになります。日本の社会保障制度の中に国民皆保険というものがあります。多くの70歳未満の方が医療費の支払いが3割負担で済んでいるのは、この国民皆保険というものを使っているからです。日本では、この国民皆保険を使い、医療を受けるというのが常識です。そのため、歯科治療＝医療費が安いという方程式が成り立っているように思います。この国民皆保険という制度は、国民の皆が平等に医療を受けるという側面から見ると、非常に優れたシステムだと思います。しかし、裏を返すと国民皆保険を使った保険診療では、診査・診断の制限、診療器具、診療材料の制限、そういった負の側面もあります。私はよく従業員に「自分の患者さんは自分の家族だと思って、診療に当たりなさい」と話をしています。患者さんにとってベストな診療を行うにあたり、逆に保険診療での制限が弊害になることがよくあります。そのため、患者さんの真の利益を追求しようとすると、保険診療では治療自体が難しい場面にしばしば遭遇します。

例えば、冒頭に話を出したセラミックなどは型の取り方や型取りの材料も違えば、歯科技工士さんという作り手も違います。自由診療専門の歯科技工士さんが顕微鏡を用いて何十倍という作業視野の中で丁寧に時間をかけ作るセラミックと、保険診療専門の歯科技工士さんが時間のない中で流れ作業で作る保険診療の銀歯とでは大違いです。歯につけるセメントも違います。セラミックは接着という技術を用いますが、銀歯は経年劣化するセメントというものを使用します。そのため10年後の予後は飛躍的に違うと、一般的には言われています。私の感覚だと、銀歯の8割くらいは外した後はセメント劣化により虫歯になっている印象です。

岡山大学歯学部森田学教授のチームが再治療となった約3000本の銀歯を対象に平均使用年数を調査した研究があります。なんと、「インレー」＝5・4年、「アンレー」＝8・6年「クラウン」＝7・1年です（**図2**）。

銀歯のインレーで再治療になった原因で一番多かったのは虫歯の再発でした。銀歯と天然歯の隙間から虫歯菌が侵入して、虫歯を再発させたからと考えられます。

難症例の患者さんの治療費は、高額になるケースがほとんどです。

難症例の場合、虫歯や歯周病が原因で歯がない、もしくは残っている歯は重度の歯周炎です。ほとんど天然の歯がなく、被せ物が必要となり、さらに歯列不正などの

図2

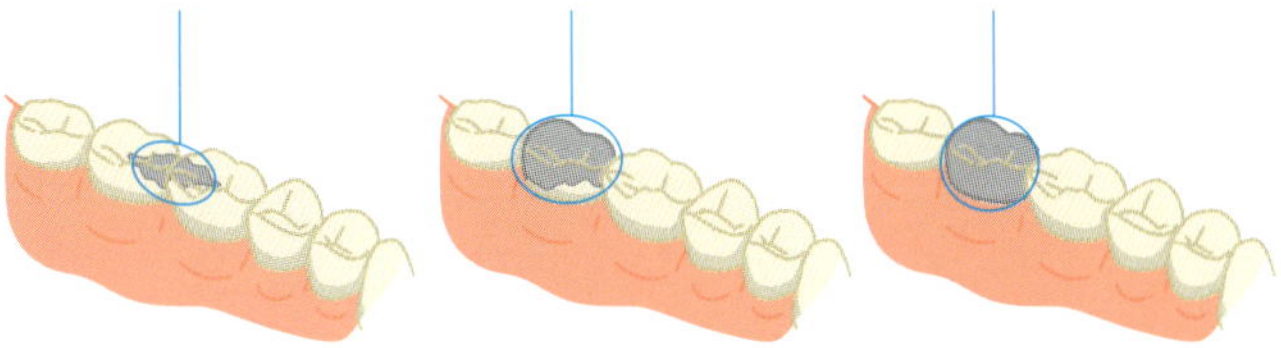

問題が合併しています。歯がない部分にはインプラントが必要かもしれません。またインプラント治療をするためにはまず、歯周炎を治さないといけません。歯周炎は歯の周りの骨が溶かされる病気です。ここに対しては、歯周炎の特殊な手術をしなければなりません。歯列不正があり歯並びが悪いと適切な位置に噛み合わせを作ることができません。などなど、さまざまな問題が合併しているので非常に複雑になります。治療期間も短くて1年、長い方だと4年かかる場合もあります。また、ほとんど噛み合わせを作り直すような治療の場合、保険の銀歯では対応ができません。銀歯はセラミックのように作成する過程で、材料を足したり引いたりすることはできません。噛み合わせを作り変える治療には、精密な咬合の接触点を付与する必要がありセラミックは必須オプションになります。1本十数万円のセ

ラミックが28本必要なら、単純計算でセラミックのみで300〜400万円はかかってしまいます。

当法人では現在常勤歯科医師が18名（2024年度）ほどいます。では、この中にどれだけこのような難症例を治療できる歯科医師がいるでしょうか？

当法人では私を含めた専門医の数名のみです。さいたま市で見ても歯科医院の数はコンビニの数より多いです。見渡す限り歯科医院でいっぱいで、患者さんからすると歯科医院は選び放題に思うかもしれません。しかし、このような難症例に対応できる歯科医師が在籍する歯科医院は、間違いなくその中の約1％でしょう。当法人の若手歯科医師に常に私が話をしていることは、「たとえ技術的に難しく自分が治療できなかったとしても、患者さんの治療の選択肢からは自分の治療できないオプションを排除しない」ことです。真の患者利益を考えた場合に、自分が施せない治療を、選択肢として外した状態で話すことが正しいでしょうか。自分の技術的に行えない治療は、「できる先生がやれば良い」というのが私の考え方です。

このように考えると難症例の場合、非常に高額な金額と治療期間がかかることがご理解いただけると思います。

生まれてすぐの赤ちゃんが歯科医院を訪れ、正しい検査をして親子ともに定期的に歯科医院に通うという習慣ができれば、虫歯予防や正しい成長発育のアドバイスを行うことができます。

もしこの子に歯科医院にいく習慣がなく、成人になり虫歯や歯周病に罹患した場合、その後の総医療費は莫大なものになる可能性があります。そのため、1000万円を超えるような医療費の節約になります。

アメリカ人は、なぜこんなに歯への意識が高いのか？

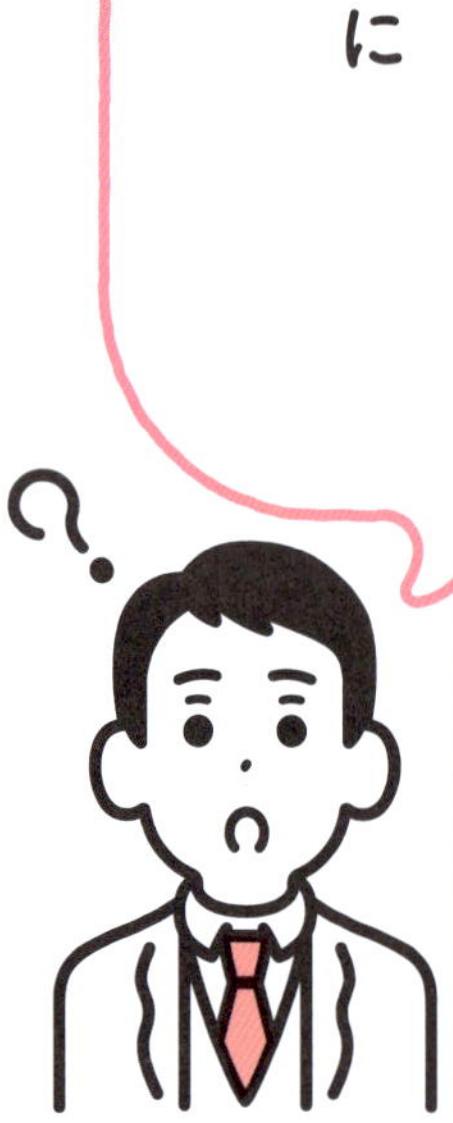

アメリカ大学院留学から帰国、日本の歯科医療の現状に危機感

私がアメリカに留学をして、さまざまな患者さんと話をする中で感じたことです。当時、ロマリンダ大学の大学院には、私以外にも日本人の留学生が何人かいました。留学して初期の頃、皆が口をそろえて言っていたのは「アメリカ人は、なぜこんなに歯への意識が高いのか？」です。

日米それぞれの歯科医療を見てきた私が感じたのは、日本とアメリカでは歯の健康に対する意識や向き合い方が、歯科医師も患者さんも違うということです。そこには、両国の医療制度や、歯学部の教育制度の違いが大きく関わっているように感じます。

日本では全ての国民が必要な医療を受けられるように、国民皆保険制度が導入されています。国民が皆平等に少ない負担額で歯科治療を受けることができます。国民皆保険制度での歯科治療は、国によりそれぞれの治療費が定められています。これは大変有益で素晴らしいシステムですが、逆の見方をすると保険診療主体で治療を行う歯科医師は、より多くの患者さんを診なければ収益が上がりません。そのため、患者さん一人ひとりに時間を取って診療をすることが難しくなり、短時間でどれだけ多くの患者さんを診られるかが、直接的な医院の収益に関わってきます。今現在でも、「たこ焼き診療」などと揶揄されるような診療スタイルが、日本では蔓延しています。これは、診療チェアに患者さんをずらっと並べて、手早く大勢の患者さんを処置していくことを表現したものです。また保険診療を行うことで、我々が考える正しい歯科医療を展開できないことも多々あります。保険診療の使用材料、機材の制限や、決められた診療順序などで思うように診療ができないこともあります。

対して、アメリカにはこの国民皆保険というシステムが存在しません。歯科医療費は、歯科医師が自分の技量に合わせて自由に値段を設定しています。日本と比べると治療費は高額設定であるため、歯科医師は患者さん一人ひとりに十分な時間を割くことができます。そのため、アメリカ人は1本でも虫歯になると大変高額な治療費がかかるという心理を常に持っているので、虫歯にならないようにホームケアをし、定期的に歯科医院でメンテナンスを受けます。

また、歯学部の教育制度も両国では全く違います。日本の歯学部では、学生時代に実際に患者さんを診る臨床実習はあまりなく、主にマネキンや模型で治療のトレーニングをします。日本の歯科医師国家試験はマークシート式の学科試験のみです。

アメリカの歯学生は、実際の患者さんを治療しながら徹底的に技術を叩き込まれていきます。その際も、必ず隣に指導医師がおり、学生の治療のクオリティをチェックしながら診療を進めます。アメリカの歯学部では、通常の歯科医師の診療費とは別に、学生用の診療費が安く設定されています。そのため、治療費を安く抑えたい患者さんは学生の治療を選択できるようになっています。また、アメリカでの歯科医師国家試験は学科試験のみではなく、実技試験もあります。日本とアメリカの教育制度を見た立場としては、卒業前の臨床経験の有無はその後の診療の質・考え方に大きく影響すると感じています。

当法人では売上の7割が自由診療です。保険診療で我々の考える正しい診療が行えるのであれば問題ないと考えていますが、歯科医師や歯科衛生士が薄利多売を強いられ、正しい検査ができず、診療に十分な時間をかけることができない状況では、適切な診療を行うことは難しいと思っています。我々のクリニックでは、決して利益を優先し治療費が高い自由診療に誘導するために自由診療をすすめているのではなく、診療の質・時間を担保するために提案を行っています。

現状の日本の歯科医療の質を冷静に見渡すと、先進国と比べると非常に低いレベルにあり歯科医療に関しては後進国だと感じています。

日本の歯科医療の質を高めるためには、患者さんも含めた抜本的な意識改革が必要です。

真に患者さんの利益を考えるのであれば、患者さん一人ひとりに合わせた治療方法や予防方法を時間をかけて提供することが大事だと思います。

現在の子どもの5人中4人は歯列弓に問題がある！

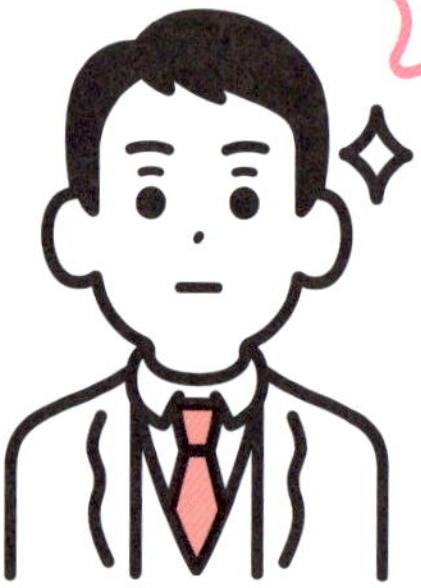

長期間マスクの悪影響、コロナ明けは「子どもの歯列不正パンデミック」

２０１９年12月初旬に、中国の武漢市で第1号の感染者が報告されてから、わずか数カ月ほどの間にパンデミックと言われる世界的な流行となった新型コロナウイルス感染症。日本でも２０２０年の４月から行動制限などが敷かれ、我々の生活様式は、これまでとは一変しました。突如現れた謎のウイルスに世界が震撼し、日本でもマスクを入手することすら難しい状況が数カ月続きました。２０２０年4月から２０２３年に入るまでは、どこへ行くにもマスクが義務づけられ、生真面目な日本人はしっかりとそれを守っていました。

神経質な方だと家族で一緒にいる時でさえも、マスクを着用しているという異常事態だったかと思います。

マスク着用は、新型コロナウイルス感染症への感染予防に対しては有効ではありましたが、それと引き換えに多くの被害をもたらしました。我々成人であっても、マスク着用時に息苦しい思いをしたことがある方はたくさんいると思います。マスクを着用すれば、ウイルスの飛沫感染を防ぐことができますが、鼻呼吸をする際に非常に苦しくなり、口で呼吸をしてしまう癖が常態化してしまいます。コロナ禍では、ほとんどの幼稚園や保育園、小学校でもマスクの着用義務がありました。子どもは、外で活発に動いて体を動かすことこそが仕事です。まだ鼻呼吸が確立されていない子どもに、マスクを着用させることにより、成人よりも体を動かす子どもの鼻呼吸が苦しくないわけがありません。コロナ禍により、マスク着用下での子どもの口呼吸が激増しました。

我々歯科医師がご両親に「お子さんは普段お口を開けていることはありません

か？」と質問をすると、ほとんどの方は「うちの子は普段口を開けていません」とおっしゃります。

そのようなお子さんこそほとんどの場合、口呼吸をしています。つまり、ご両親は80％ぐらいの確率でお子さんが口呼吸をしていることに気がついていません。

コロナ禍だった頃は、子どもは常にマスクをしているので、ご両親は子どもがどのような呼吸をしているか全く認識していませんでした。

また、正しい呼吸の仕方を知らないご両親も数多くいらっしゃいます。**通常、正しい呼吸は鼻呼吸でするべきです。**鼻にはウイルスや菌をシャットアウトするフィルター機能や、加湿して肺に酸素を運ぶ機能などがあります。口呼吸になることによるデメリットはフィルター機能が機能しないのと、加湿もできず、口腔内も乾燥するので喉の炎症が起こりやすくなります。また唾液が乾燥により流れないので、虫歯になりやすく口臭もキツくなります。そして口呼吸の何よりも一番のデメリットは、「上顎の成長を妨げる」ことです。口呼吸では、常に口を開ける癖により、舌の位置が相対的に下がり、上顎の成長を妨げていきます。上顎の成長と舌には密接な関係があります。

ここに関しては後ほど詳しく解説をします。

コロナ禍にマスク着用を強いられていた世代の子どもは、圧倒的に上顎が育っていないのです。それも子どもを並べてみると、5人中4人もです。これはもう社会問題と言っても過言ではありません。

まさに「子どもの歯列不正のパンデミック」です。

実際、幼稚園や保育園、小学校の検診でも不正咬合のお子さんは山のようにいます。しかし、通常の歯科医院や矯正専門歯科医院では我々の考える子どもの歯列矯正治療はあまり重要視されていません。

ほとんどの歯科医院や矯正専門歯科医院では、「永久歯が生えそろってから矯正しましょう」で終わってしまいます。

実はそれでは遅いのです。小児期の顎の成長をコントロールすることができるゴールデンエイジは、4歳から10歳までです。

第2章

0歳の赤ちゃんは「歯」ではなく「舌」を見る

歯医者に行ったら、「永久歯が生えるまで様子見です」と言われました

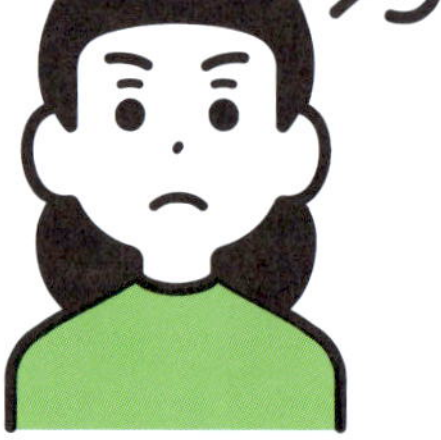

抜歯なしでも治せる！ 矯正は10歳までに行うのが理想的

そんな経験のある親御さんは多いかもしれません。永久歯が生えそろってから抜歯矯正を行う歯科医師は多く、世の中の矯正専門歯科医師の約9割はそのような考え方でしょう。一般的に矯正専門医は永久歯の歯並びを治すのを仕事にしています。顎の骨ではなく、基本的に歯を動かすことに注目をしています。

しかし、永久歯が生えそろうのを待つよりも、子どもの頃はもっと効果的な矯正治療の方法があります。

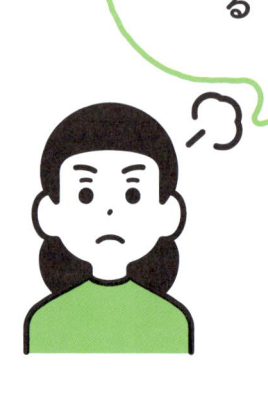

図3　成人矯正

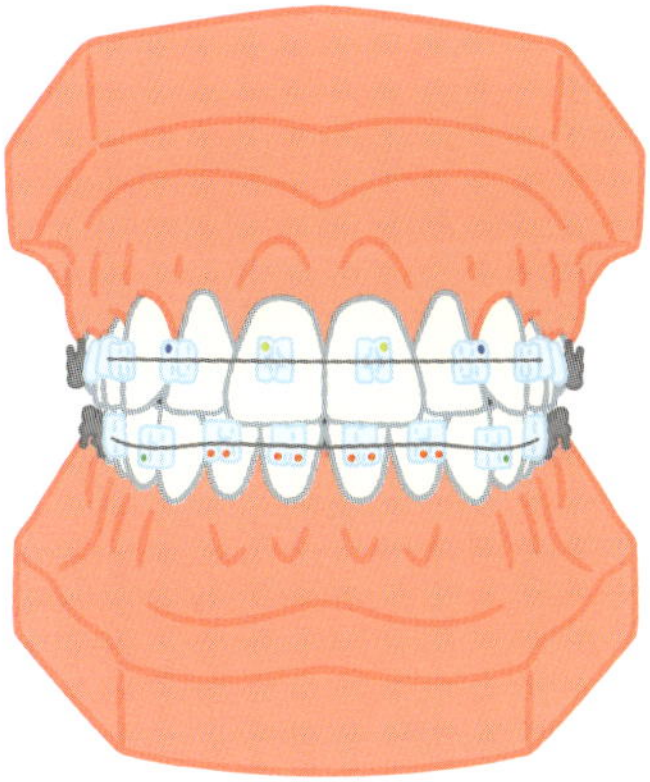

ブラケットという装置を
歯の表面につけ、ワイヤーを
通して行う矯正治療

歯列矯正には「第1期矯正」と「第2期矯正」の2種類があります。

一般的に認識されている矯正治療は第2期矯正で、永久歯が生えそろってから行う、いわゆる成人の矯正です（図3）。

歯並びの悪い原因は顎の大きさが足りないことが多く、結果的に永久歯がきれいに並べずにぐちゃぐちゃに生えてきてしまいます。第2期矯正では一部の歯を抜いてスペースを作り、矯正装置を使って残りの歯をきれいに並べていきます。歯に無理やり力をかけて動かす方法と言えます。

それに対して第1期矯正は、歯が乳歯から永久歯に生え替わる10歳くらいまでの

図4　叢生

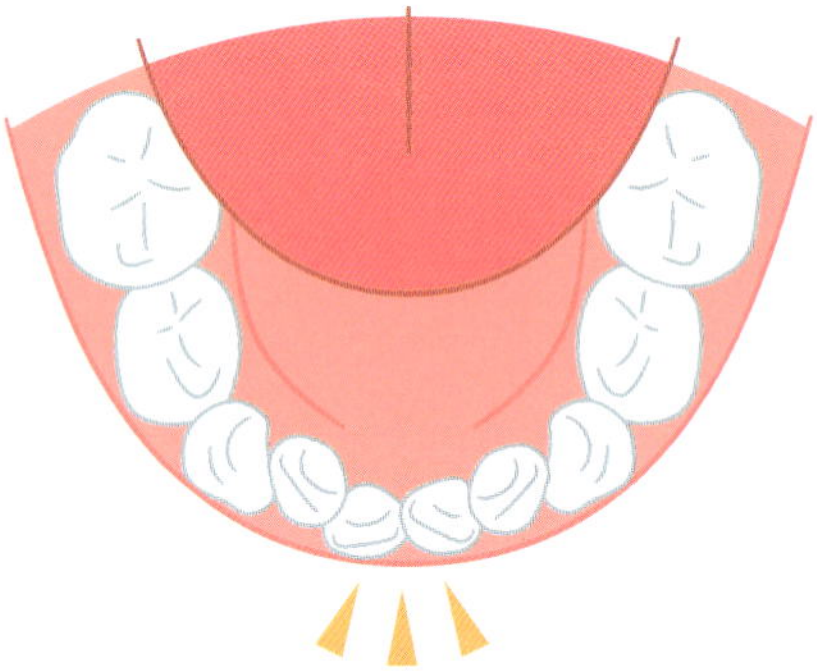

子どもの44％は歯並びの悪い叢生

間に行う小児矯正です。子どもの成長期を利用することで、より小さな負担で歯並びを整えることができます。

第1期矯正では、主に顎の成長を促すこと、悪習癖を治すことを目的とした治療を行います。まず、顎の成長について説明していきます。顎が大きく育たないと、歯が生えそろうための十分なスペースができません。

子どもの歯が乳歯から永久歯に生え替わる際に、歯が部分的に重なり合ってデコボコした「叢生《そうせい》」になる子どもは44％と半数近くに上ります（**図4**）。

そのうち約70％が前歯の叢生です。叢

図5　上下顎骨の成長曲線

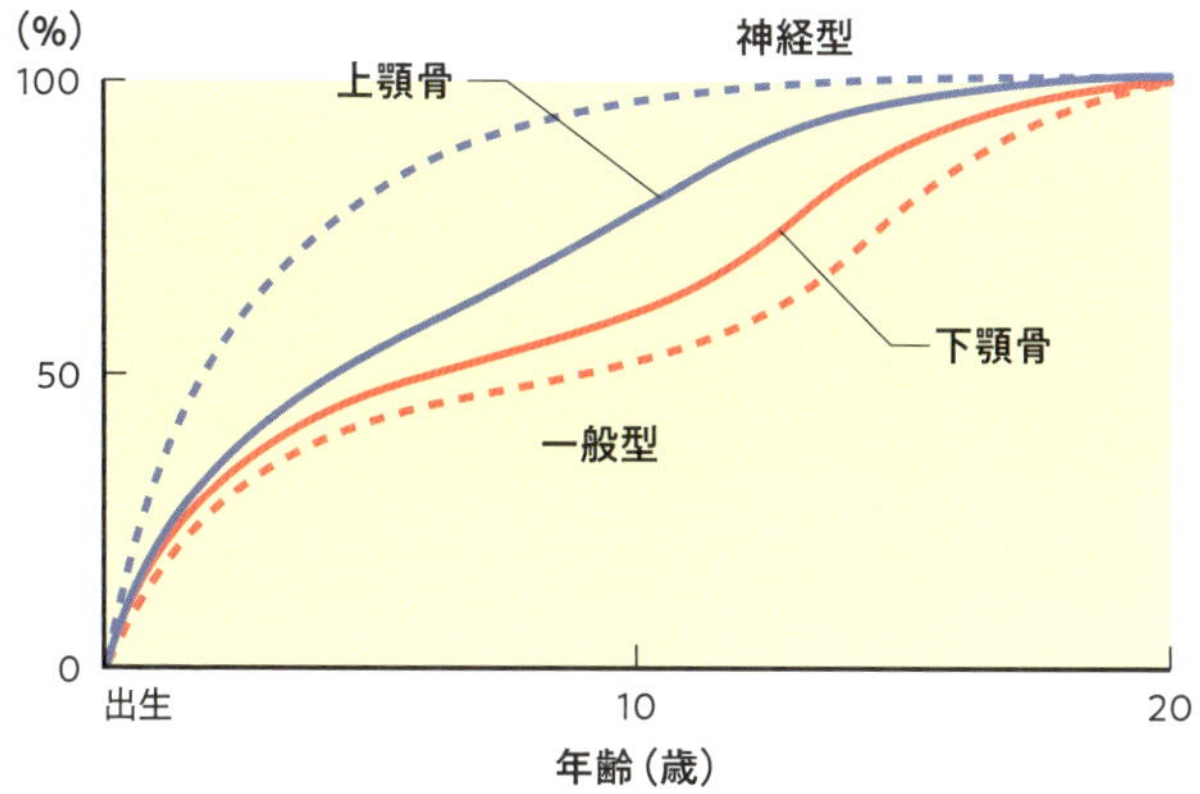

生が起こるのは、歯が並ぶスペースが確保できていない不十分な顎の成長のためです。

特に小児期に大事なのが上顎です。**上顎は下顎より先に成長し、だいたい10歳までに大きさが決まってしまいます。**この10歳が非常に重要なキーワードになるので覚えておいてください。その後、上顎の成長に合わせて、下の顎が13歳から18歳くらいにかけて成長していきます。例えば、上顎の小さい成長の子は下顎の成長も悪いことが多く、結果的に出っ歯になる傾向があります。また上顎の小さい成長の子は、時には下顎が上顎の成長を超えて受け口になっていく子もいます。つまり、上顎の成長により下顎の成長も影響を受けていくわけです。そのため、人間の骨格はこの10～12歳くらいまででほぼ決まってしまいます（**図5**）。

もう一度強調しておきますが、10歳までに上顎を十分な大きさまで成長させることが非常に重要です。

次に第1期矯正のもう1つの目的である、悪習癖の除去について説明します。悪習癖とは、歯並びや噛み合わせに悪い影響を及ぼす癖のことです。口をポカンと開けている口呼吸や指しゃぶり、頬杖をつくこと、姿勢の悪さなどが代表例です。

実際は**悪習癖が原因で顎が正しい方向に成長しないことが多くあります**。わかりやすい例が、指しゃぶりです。指をしゃぶっているので、前歯が噛み合わない開咬という噛み合わせになってしまいます（**図6**）。

小児期に顎が大きく育ち、悪習癖を取り除くことができれば、あとは成長とともに歯がきれいな形で並ぶようになります。

一般的な矯正治療である第2期矯正の問題は、小さな顎の中に永久歯を無理に並べようとすることです。歯が並ぶスペースを作るため、健康な歯を抜く必要が出てき

図6　開咬《かいこう》

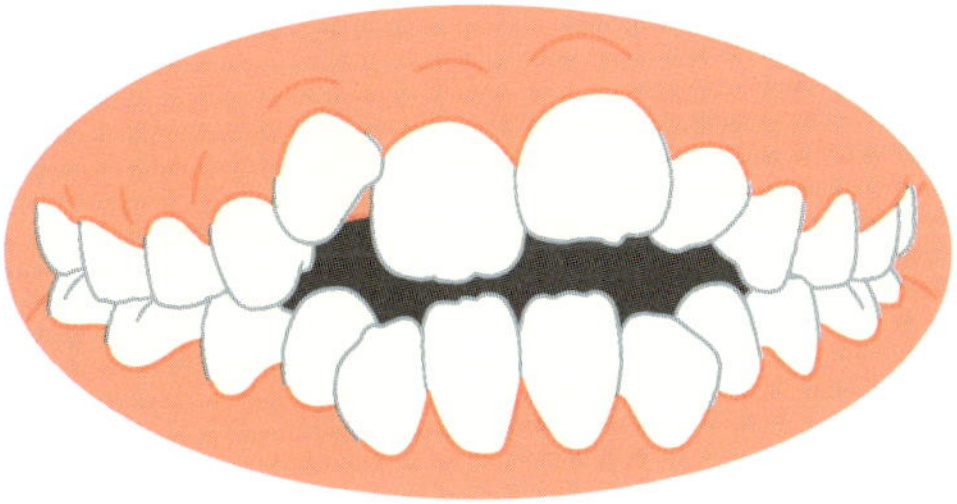

悪習癖である指しゃぶりが原因で開咬になっている状態

ますし、抜歯後の歯と歯の間のすき間を矯正して埋めることでさらに口の中が狭くなります。小さな顎に小さな歯並びを人工的に作るので、舌のスペースが狭まって滑舌が悪くなる場合もあります。また悪習癖が治されないまま矯正を終了しますので、後戻りが著しくなります。つまり、歯並びは一旦きれいになったが、口呼吸自体は一切治っていないということがよく起こります。

第1期矯正をしない歯科医師が多い理由は、第2期矯正の方が効率的に治療ができるからだと考えられます。第1期矯正の場合、上顎の骨の成長のコントロールや、悪習癖の除去のためにトレーニングが必要になるため、時間や労力が非常にかかります。悪習癖を治すためのトレーニングにはさまざまなメニューがあり、保護者の方や患者さんの協力が不可欠です。協力いただけないご家族の場合は、治療効果が著しく下がる場合もあります。そのような不確定要素を考慮して治療するよりも、歯科医師主導で一部の歯を抜いて半ば強制的に歯を動かし歯並びを治した方が時間はかかりません。

私の考える本来あるべき矯正は、**歯並びを無理にそろえることではなく、初めから顎を大きく成長させて、歯がきれいに生えそろう環境を整える**ことです。そして、悪習癖をしっかり治し、安定した状態で矯正治療を終えることです。そのためには、治療は早ければ早いほど望ましいでしょう。我々のクリニックでは意思疎通のできる5～6歳くらいから矯正治療を開始する子どももいます。

歯が生えていない0歳児を歯医者さんに連れて行って意味あるの？

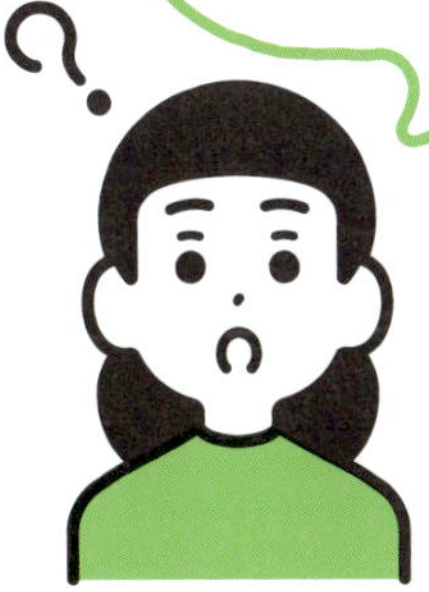

舌の位置が適切でないと上顎が育たず歯並びに影響する

子どもの歯並びや噛み合わせをよくするには、前述した通り歯並びの土台となる顎、特に上顎を成長させることが重要になります。では、上顎はどうすれば成長するのでしょうか？

上顎は、舌から押される刺激によって成長します（図7）。

そのためには、舌が上顎の前歯の裏の少しへこんだ部分（「スポット」）に常に当たっている必要があります（図8）。

上顎には中央部分に骨の継ぎ目があり、この継ぎ目が開くことによって徐々に成

図7　舌の動き

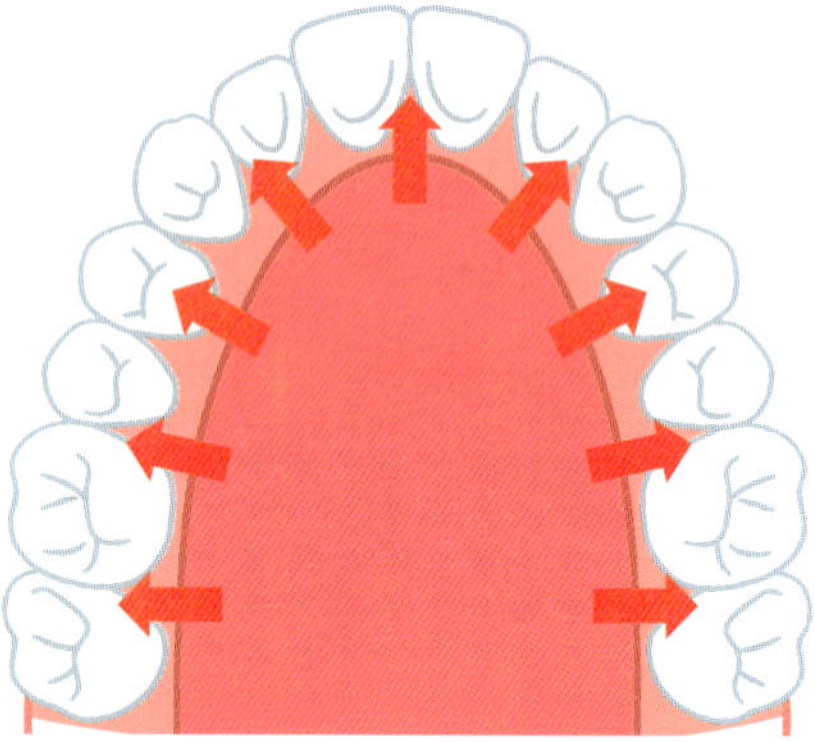

舌の力によって上顎が
拡大していきます。

長していきます。舌には強い力があり、常にスポットに当たっていることで、上顎が徐々に開いていくのです。

しかし、中には舌がスポットに届かない子どももいます。この場合は、舌の裏側にある「舌小帯」と呼ばれるヒダが短い可能性があります。この症状を「舌小帯強直症」と言います。舌小帯強直症の子どもは約20人に1人の割合でいます。子どもが「ベー」と舌を出した時に、先端がへこんでハート型になれば、舌小帯強直症の可能性があります（**図9**）。

舌小帯強直症を放っておくと、上顎が育たず、歯並びに影響します。そのため、

図8　スポット

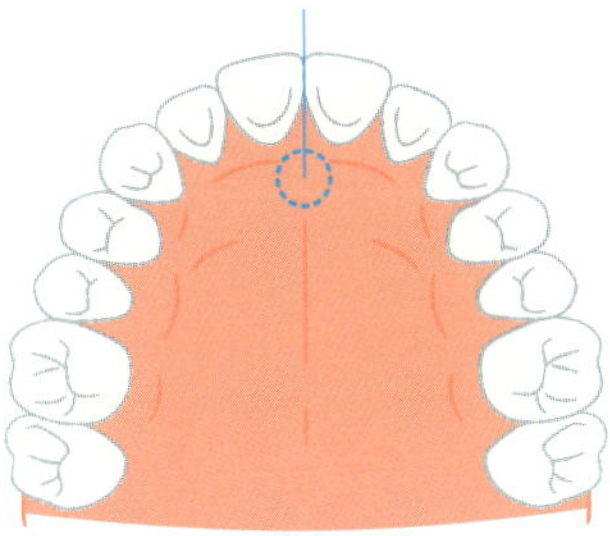

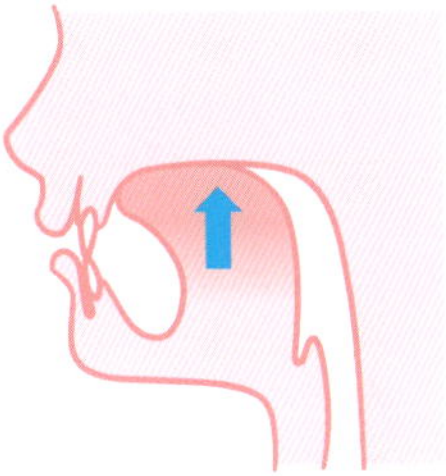

通常、安静時に口を閉じていると舌は自然にスポットに当たります。

図9　舌小帯強直症

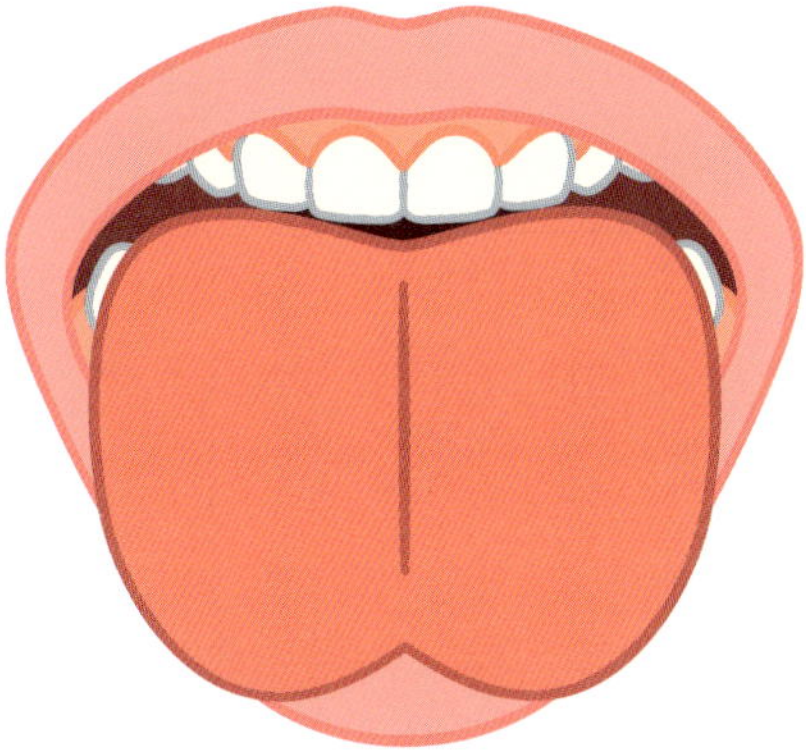

舌を出したときに先端がハート型に変形する

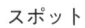

当院では0歳の時に歯科検診を受けていただき、舌小帯強直症の場合は舌小帯をカットすることをすすめています。

一般的なメスを使用する舌小帯切除では、すぐ後戻りしてしまう可能性があります。そこで当院では、「ウォーターレーザー」という治療用器具を使い、症例によっては筋肉の層までカットします。一般的なメスでの手術は表面のヒダだけカットするので、すぐに後戻りします。また局所麻酔も行わないといけないため、0歳児の場合、アナフィラキシーショックの可能性が出てきます。そのため、0歳の子どもに局所麻酔は一般的には使用しません。局所麻酔が使えないので、0歳へのメスでの一般的な舌小帯切除術は、大学病院に行き、全身麻酔での処置が必要になります。

ウォーターレーザーのメリットは、熱による痛みが少なく、治りが早い創面でカットできることです。また、レーザーは出血がほとんどないため、患部をしっかり確認しながら手術ができます。なお、当院での舌小帯切除術は後戻りが少ない筋肉層ギリギリまでレーザーで切開をしていきます。そのため、舌の裏には動脈や神経などが通っているため、熟練した外科技術が求められます。一般開業医ではかなりのリスクを伴うため難しい処置になります。我々のクリニックでは歯科医師が数十名いますが、この処置を執刀できる技術と正しい知識をもった歯科医師は口腔外科専門医や歯周病専門医の数名です。ちなみに、私はアメリカの耳鼻科で舌小帯切除術の世界的権威であるDr. Zaghiというスペシャリストに色々と教えて頂きました。彼のクリニックは私の留学していた大学院でもあるカリフォルニア州にあります。ロサンゼルスの彼のクリニックで数日間、舌小帯切除術の講義とオペの解説を受けてトレーニングしました。

当院で舌小帯切除術ができるのは、生後1歳程度までのお子さんです。そのため、重要なのが、0歳ですぐに歯科医院を受診してもらうことです。我々のクリニックでは0歳は歯ではなく舌や粘膜に異常がないかを診ています。よく「歯が生えていないのに歯医者さんに行って良いのですか?」と患者さんに聞かれます。もちろん歯が生えていなくても歯科医院を受診するべきです。強調しますが、0歳は舌を見ることが重要だからです。我々の法人内で妊娠の報告があった患者さんや、妊婦健診にいらっしゃった患者さんには必ず「生まれたらすぐに小児歯科に連れてきてください」とお声がけをしています。これがいわゆる**マイナス0歳から**の予防です。

残念ながら、日本で一般的に舌小帯強直症が発見されるのは、公的な検診である1歳半検診になります。

しかし1歳を過ぎると、子どもは治療中にじっとしていられなくなります。押さえつけて無理に治療すると、子どもの記憶に残り、トラウマになる可能性もあります。もし1歳までに舌小帯強直症を見逃してしまった場合は、5歳以降にカットすることをすすめています。5歳以降で手術する場合は、舌の筋肉を指示通り動かせるようにトレーニングを受ける必要があります。

このトレーニングをしっかりできれば、発達した筋肉までしっかりと確認しながら手術ができます。トレーニングが不十分だと、筋肉が見えにくく、どこを切っているのかわからない状態で手術を行うことになります。つまり危険な状態で手術を行うことになるので、トレーニングができることが手術適応の条件になります。

舌小帯強直症は、母親が乳腺炎になる原因の1つでもあります。赤ちゃんは舌を使って母乳を飲みます。この「吸啜《きゅうてつ》運動」によって顎や口腔周囲の筋肉が成長します。

舌小帯強直症がある新生児の場合、舌がうまく動かせないため、母乳を上手に吸うことができません。その結果、お母さんの乳房が張って乳腺炎になります。このような症状をお持ちのお母さんは、乳腺炎を治すために桶谷式などのマッサージに行かれます。結果的にお母さんの母乳が出やすくなり、赤ちゃんは舌や口腔周囲筋を使わなくても母乳を飲めるようになります。新生児の舌や口腔周囲筋が十分に運動できず、顎の発達に影響が出る可能性があります。もし乳腺炎になった場合は、子どもの舌小帯強直症を疑い、歯科医院で検査することをおすすめします。また、母乳育児を行うのは、舌や口腔周囲筋を育て、免疫力を高めるためにも重要になります。

まずは周囲にお子さんやお孫さん、そして家族や大切な知人に適応年齢の子がいた場合、歯が生えていなくても歯科医院に行って舌を診てもらいましょう。発見が遅れ手遅れになるのは、子どもの将来にとって良いことは何1つありません。どうかこの本を手に取っていただいた方は、このことを多くの人に広めていってあげてください。

日本の将来の子どもたちのために。

指しゃぶり・おしゃぶりは歯並びに悪影響

子どもの気持ちが安心するからといって、いつまでも続けさせてはいけません！

赤ちゃんの癖の1つに指しゃぶりがあります。成長するにつれ自然にしなくなりますが、中には、指に「吸いダコ」ができるほど続ける子どももいます。指しゃぶりの癖が、歯が生え始める頃まで残っていると、歯並びや噛み合わせに悪影響を与える可能性があります。

長期間にわたって指を吸い続けていると、上下の前歯の間にすき間ができる「開《かい》咬《こう》」という不正咬合になる恐れがあります（図6）。

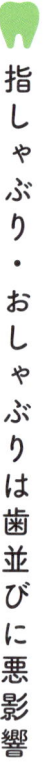

開咬になると、前歯でものを噛み切ることが難しくなります。また、歯並びの横幅が狭くなる「狭窄歯列弓《きょうさくしれつきゅう》」を引き起こす可能性もあります（図10）。

2〜3歳を過ぎても指しゃぶりを続けている場合は、徐々にやめさせた方が良いでしょう。指しゃぶりをなかなかやめない場合は、爪に苦味のあるものを塗ったり、

図6　開咬《かいこう》

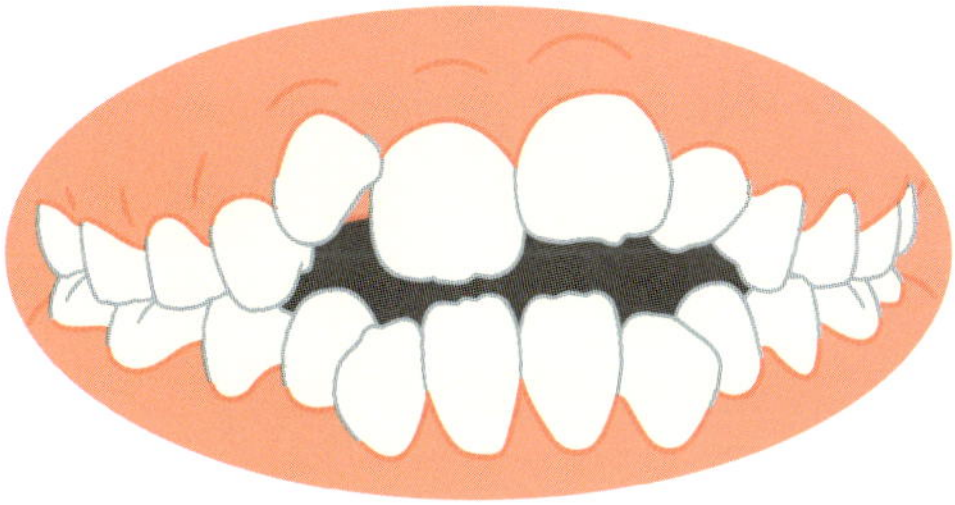

悪習癖である指しゃぶりが原因で開咬になっている状態

図10　狭窄歯列弓《きょうさくしれつきゅう》

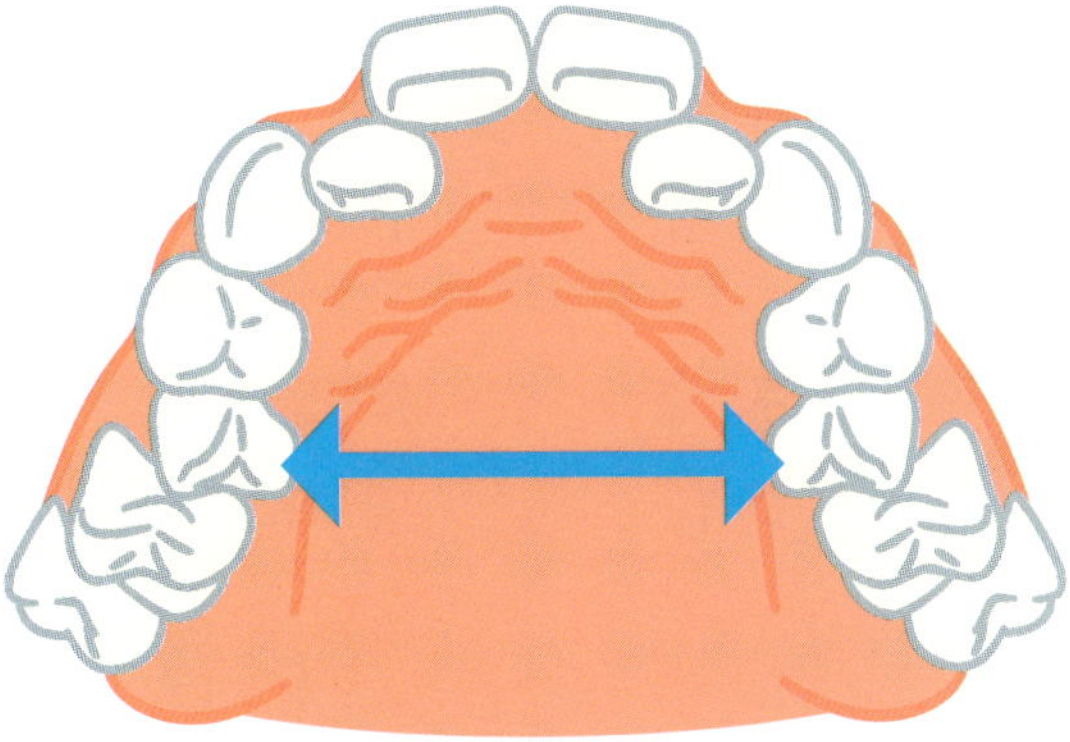

歯列弓の幅が極端に狭い状態

図11　上を向くことにより気道が広がります

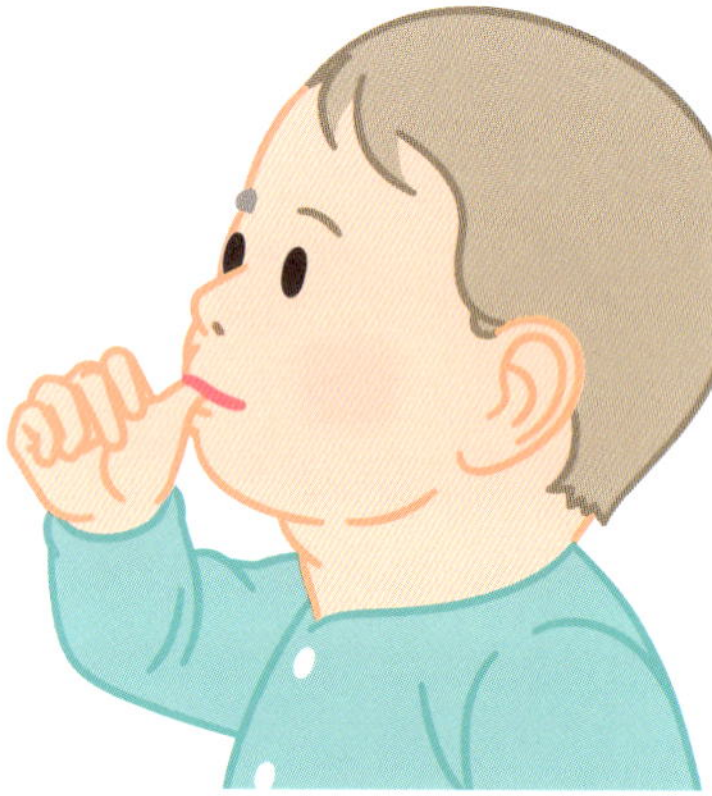

好きなキャラクターの絆創膏を貼ったりして「噛んだらかわいそう」と思わせるなどの方法があります。

また、指しゃぶりをする子どもは、鼻呼吸ができていない可能性もあります。指をしゃぶることで上顎が上を向くことで、気道が確保されて呼吸しやすくなるためです（**図11**）。

鼻と口は密接な関係があります。本来は口ではなく鼻で呼吸すべきであり、鼻呼吸は顎の成長にとっても必要です。口呼吸をしていると、顎が育ちません。これは口呼吸をしていると常に口が開いているので、舌がスポットについていない状態です。こ

図12　姿勢と呼吸と気道の関係

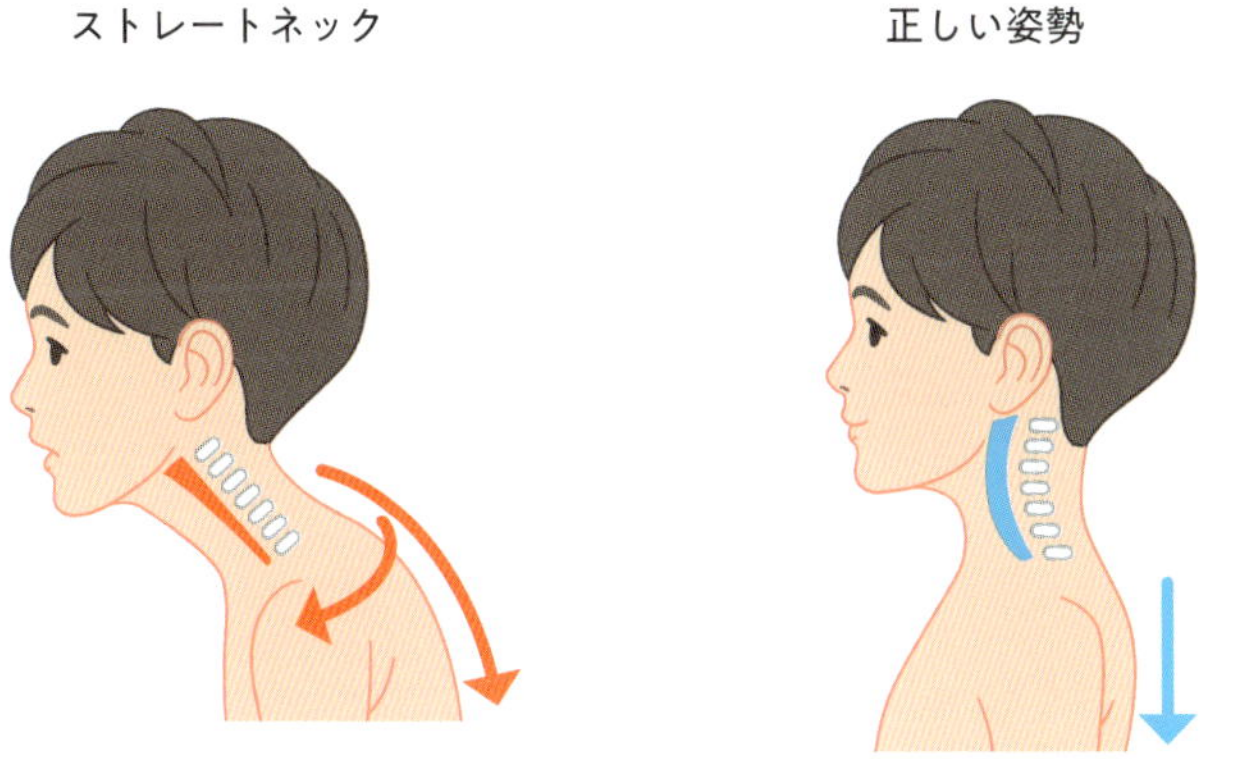

鼻疾患がある場合や、口呼吸の場合、猫背の姿勢をとることにより、気道が広がります

鼻呼吸ができ、悪習癖が改善されれば、気道は広がり正しい姿勢を取れるようになります

れでは顎は発達しません。口が常に開いている状態だと、舌は低位舌《ていいぜつ》の状態になり、舌が原因で舌の後ろにある気道を圧迫していきます。結果的に口呼吸により気道が閉塞されてしまうのです。

ちなみに、人間は首を前にして、猫背の体勢をとることにより、気道が開き呼吸がしやすくなります（ストレートネック）。

そのため、子どもは代償的に、猫背の体勢をとることにより、呼吸がしやすい姿勢をとるのです。口呼吸の子がストレートネックで猫背になっているのはこれが原因です（図12）。

悪習癖、不正咬合や顎の成長は呼吸や姿勢とも密接に関係しているのです。

口呼吸の有無のチェックは、子どもがYouTubeなどの動画サイトやテレビを見て油断している時などに、口が開いてないか見てあげてください。ほとんどの親御さんは「うちの子は大丈夫です」と言いますが、かなり高い確率で口が開いています。前述の通り、コロナ禍になりマスクを着用するようになってから口呼吸をしている子どもが急激に増えました。マスクをすると、大人でも鼻呼吸が苦しくて口呼吸になるほどですから、子どもが口呼吸をしてしまうのは当然のことです。

口呼吸の場合、原因は単純に悪習癖として口呼吸になってしまっている子と、鼻に疾患があり口呼吸になってしまっている子を鑑別する必要があります。

後者の鼻に疾患がある子どもは、アレルギーがひどいか、鼻の粘膜が慢性的に腫れているか、上顎洞という副鼻腔に炎症があるか、鼻中隔が湾曲しているか、アデノイドが腫れているか、扁桃腺が腫れていることが主な原因です。これらの診断は必ずコンビームCTを見て評価を行います。

ここで重要なのが気道が診断できるCT（コンピューター断層撮影装置）です。我々の法人には複数歯科医院がありますが、小児歯科医院には一番性能が良い気道の評価できるCTを入れています。アデノイドや扁桃腺で気道が狭窄している子どもの場合、やはり姿勢を猫背にして気道を開く姿勢をとります。本来の理想的な姿勢でCTを撮影することにより気道の体積が狭いか、問題ないかを診断できるのです。

仮にアデノイド肥大や扁桃腺の腫脹や鼻の疾患がある場合は、耳鼻咽喉科に紹介状を書いて適切な加療をお願いしています。街の耳鼻咽喉科ではネブライザーという鼻を潤す機械を当てるか、薬を処方して終わりになることが多く、小児期の耳鼻咽喉科疾患に対して根本的な治療を行ってくれるクリニックは非常に少ない印象です。解剖学的にどうしても治らない場合は、全身麻酔などを行い、外科的に手術を行う必要もあります。これにより根本的な治療をするケースも数多くあります。そのため、当医院では小児期の耳鼻咽喉科疾患に対する手術のオプションも持ち合わせた耳鼻咽喉科クリニックに紹介状を書いています。

最近の小児期の患者さんを診察すると、5人のうち4人くらいが不正咬合になっ

図13　臼歯交叉咬合《きゅうしこうさこうごう》

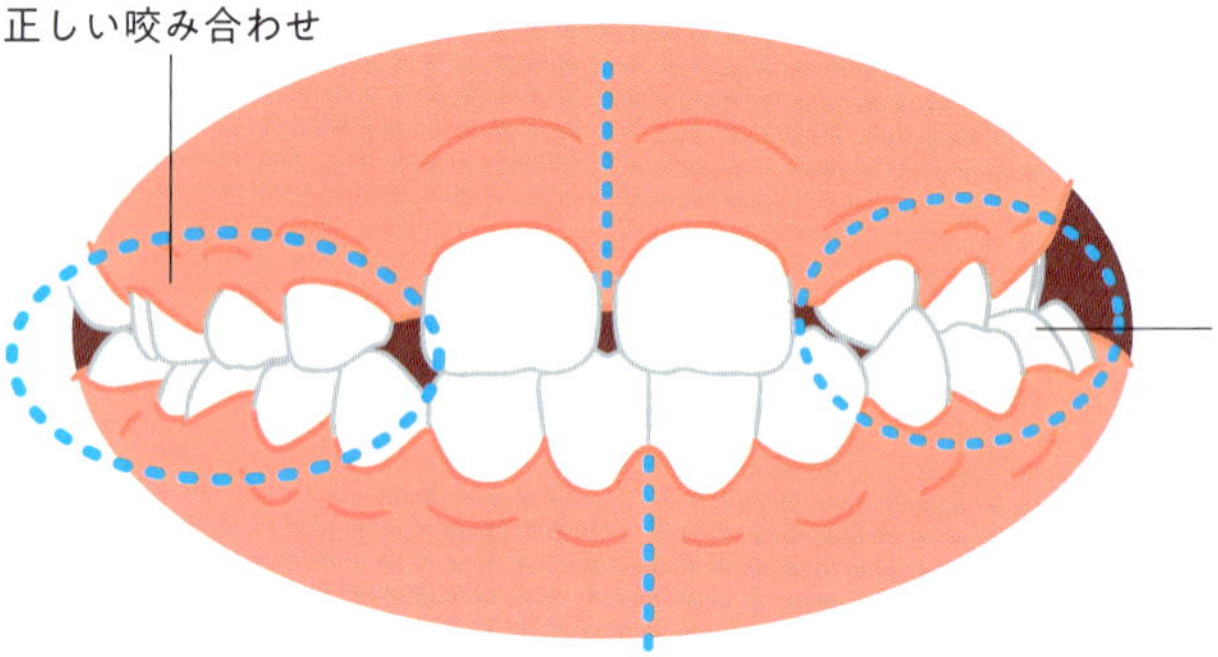

ています。まさに不正咬合のパンデミック状態です。

また、おしゃぶりも指しゃぶり同様、いつまでも続けていると歯並びに悪影響を与える可能性があります。開咬や出っ歯の他、舌が上顎に当たらないため、上顎が十分成長せず、乳歯列の空隙が不足したり、上の奥歯が下の奥歯の内側に入ってしまう「臼歯交叉咬合《きゅうしこうさこうごう》」になったりする恐れがあります（**図13**）。

おしゃぶりも1歳半くらいまでには卒業させるようにしましょう。

母乳育児が6カ月未満の場合、2倍の確率でおしゃぶりの癖を助長するという研究結果があります。

また、別の研究では、母乳を12カ月以上授乳した子どもの臼歯交叉咬合の発症率は、母乳の経験がない子どもに比べて20倍、6〜12カ月授乳した子どもに比べて5倍低かったという報告もあります。不正咬合のリスクを減らすためには、生後6カ月以上は完全母乳での育児をおすすめします。

授乳時の赤ちゃんの様子をしっかり見ていますか？

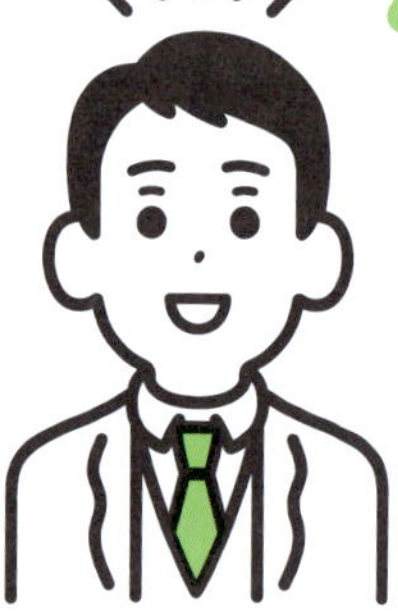

正しい母乳育児が顎の成長を促す

子どものきれいで健康な歯並びのためには、土台となる上顎の骨に刺激を与えて成長させる必要があります。歯が生え始める前の段階では、赤ちゃんには母乳を力いっぱい吸う運動が重要になります。

赤ちゃんが母乳を吸う時は、上顎と舌で乳首を挟み込み、舌を使って乳汁を絞り出して飲み込みます。この繰り返しが、顎や舌の筋肉を発達させるトレーニングになります。

この時、大切になるのがおっぱいをあげる体勢です。赤ちゃんを起こした状態で

図14　正しい授乳は深飲み

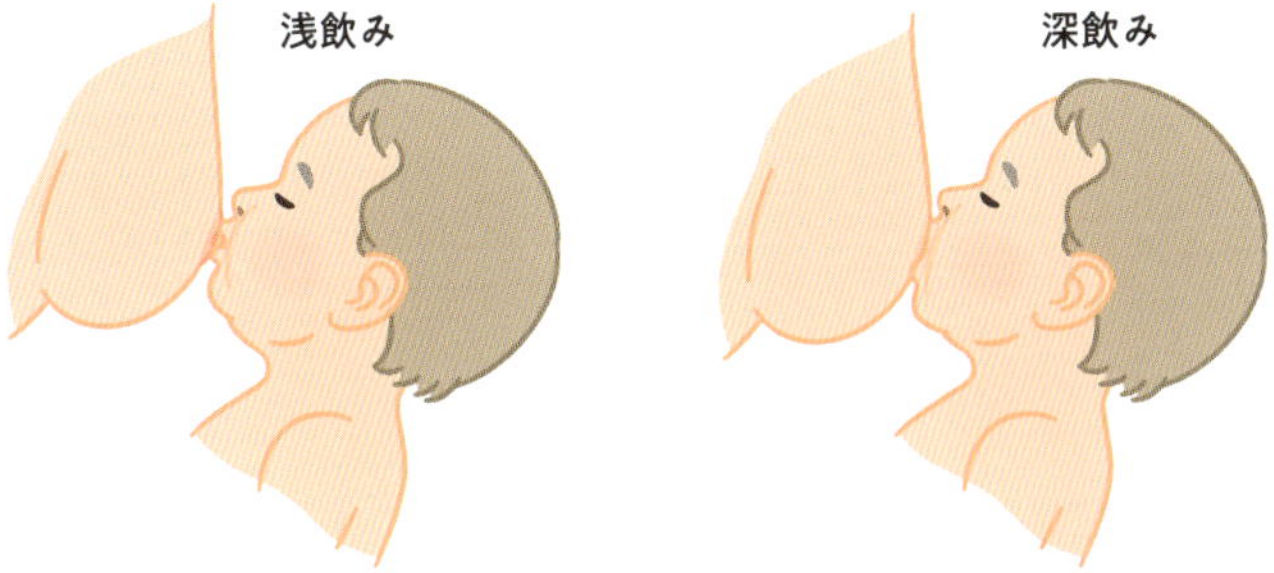

乳首のみをくわえさせている状態

しっかり乳輪部までくわえさせている状態。この時、赤ちゃんをしっかりと起こした状態であげてください

抱き寄せ、頭を支えてあげながら、乳房を乳輪部まで口に含ませ、乳首を上顎と舌でしっかりくわえさせます（**図14**）。

このような「深飲み」をさせることで、赤ちゃんは口全体の筋肉を働かすことができます。

口に浅く乳首が入っているだけの「浅飲み」では、舌を使ってしっかりと吸うことができません。そうすると、舌の筋肉が十分発達せず、舌が上顎につかずに下がった状態の「低位舌」になり、上顎が発達しにくくなります。低位舌になると、ものを飲み込む時は、舌で前歯を裏側から押し出すようになります。

これを続けていると、上下の歯が噛み合

わない「開咬」や出っ歯、口が開きっぱなしになる口呼吸になったり、滑舌が悪くなったりする可能性があります。

また、スマートフォンやテレビなどを見ながらの「ながら授乳」をすると、赤ちゃんが乳首をしっかりとくわえにくくなります。赤ちゃんが飲んでいる様子をしっかり見守りながらおっぱいをあげましょう。ちなみにおっぱいをあげながら赤ちゃんの目を見てあげることにより、赤ちゃんへの愛情が何倍も伝わりやすくなるそうです。

正しい姿勢での授乳を繰り返すことで、自然と上顎の骨が成長し、きれいな歯列になっていきます。また、上顎が成長すると舌のスペースが確保されるため気道も発達します。結果的に鼻呼吸がしやすくなります。

母乳の代わりに哺乳瓶でミルクを与える方法もありますが、歯並びや噛み合わせを考えると、哺乳瓶はあまりおすすめできません。哺乳瓶にはさまざまな形のものがありますが、基本的には母乳よりも飲みやすくできています。そのため、舌の力をあまり使わなくても飲めてしまうので、顎が育ちにくくなります。顎の成長のためには、可能な限り完全母乳での育児を推奨します。

母乳が出ない場合や、仕事の早期復帰などで母乳育児が難しい場合は、哺乳瓶を使い母乳でおっぱいをあげる場合と同様に、赤ちゃんを起こして抱き寄せた状態で飲ませてあげてください。その場合、赤ちゃんが力を入れなくても楽に飲めてしまうような吸い口のものは、なるべく避けましょう。

離乳食を口の中にどんどん入れて食べさせていませんか？

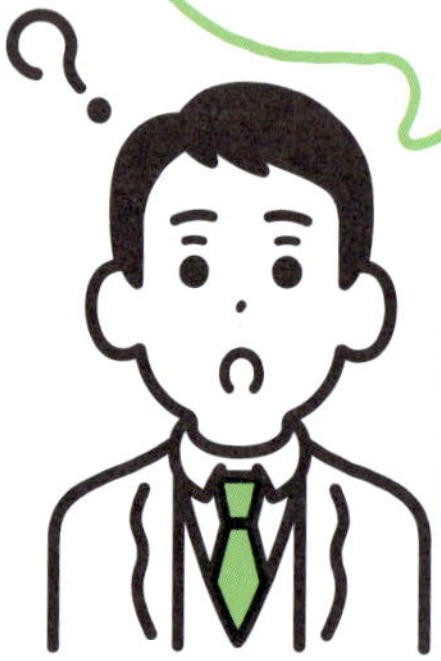

離乳食や食事の正しい食べさせ方

生後半年ほどたつと、おっぱいと並行して離乳食が始まります。離乳食も、おっぱいと同じように舌を使った食べさせ方が重要になります。

離乳食では、離乳食用のスプーンを使いましょう（図15）。

離乳食時期により、スプーンの種類も異なります。まず、離乳食初期は赤ちゃんの口の3分の2程度の大きさで、スプーンの形が円形&浅底のものを選んでいきましょう。

正しい食べさせ方は、下の方から口元にスプーンを持っていき、子どもが口を開

図15　成長に合わせた離乳食スプーン

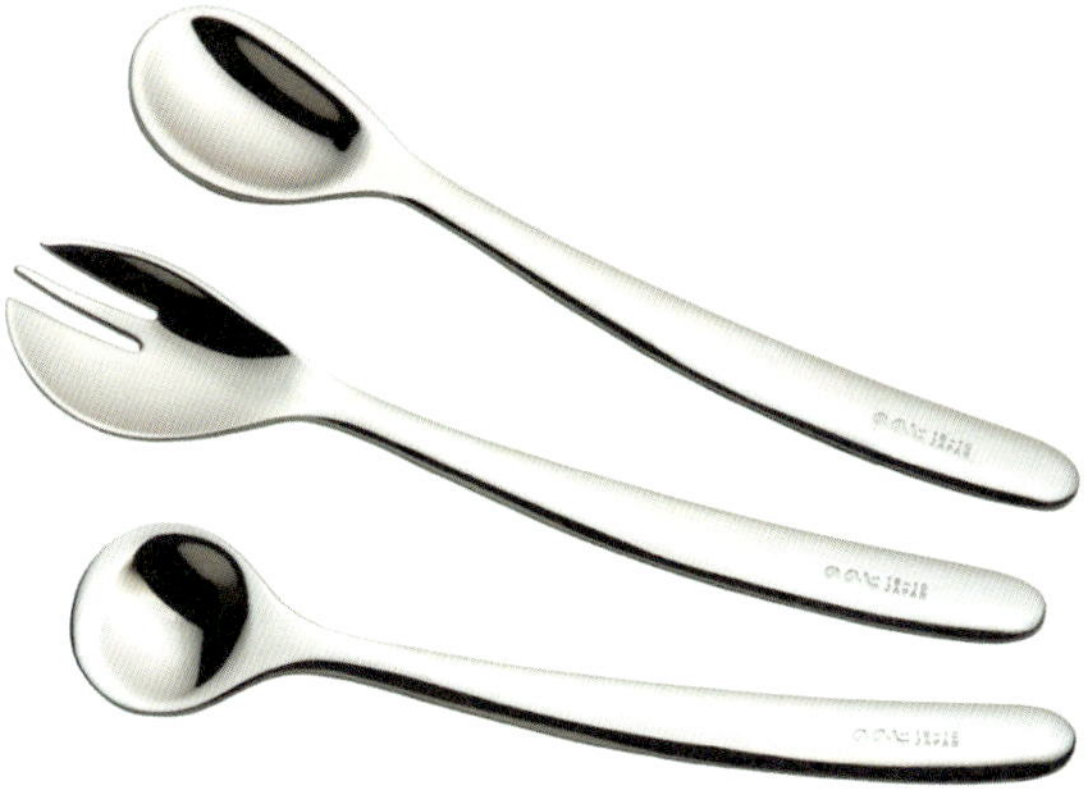

図16　正しい離乳食の食べさせ方

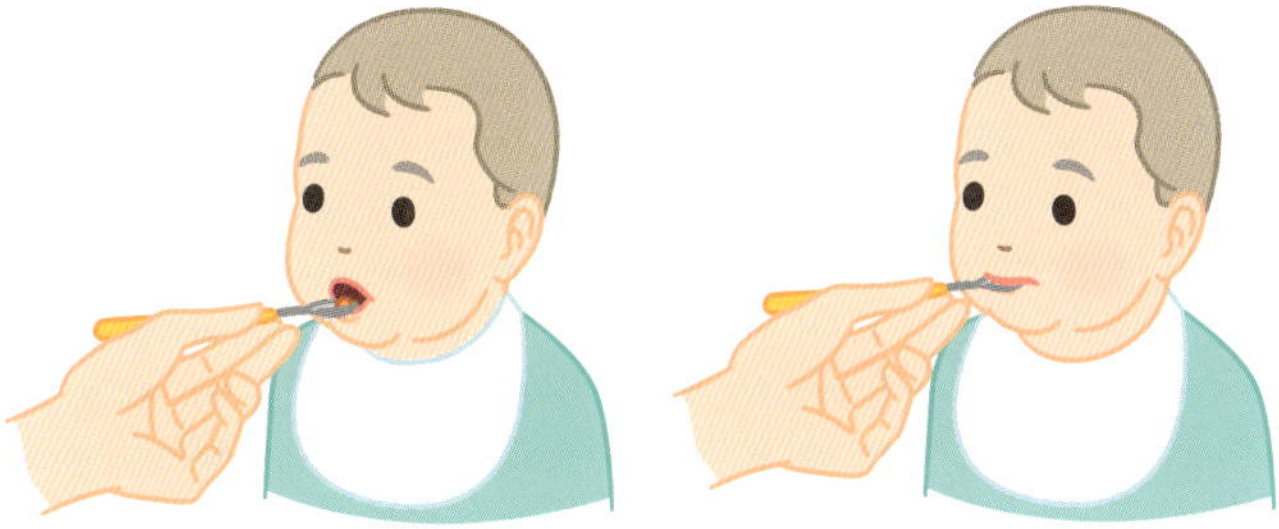

口元にスプーンを下からもっていき、子どもが離乳食を口に入れるのを待ちます

けっして無理やり口に離乳食を入れてはいけません

けてそれを口の中に入れる動きをさせることです（図16）。

そうすることで、乳歯が生える前は唇と舌を使って飲み込もうとします。乳歯が生えてくると、そこに噛むことが加わります。噛む刺激が顎の骨に伝わり、骨が広がります。

子どもが口を開けたら、口の中にスプーンを入れて、どんどん食べさせるようなやり方は、口が育ちにくくなるため、よくありません。

また乳歯が生えたら、奥歯でしっかり噛む前に、前歯で噛み切る動作を覚えさせることが大切です。歯が重なったり横の向きで生えたりする叢生の多くは、前歯で生じます。そうならないように、前歯で噛む運動によって前歯の歯列を育成します。食材としては切ったリンゴやおにぎりなど、手に持って前歯で一口分ずつ噛み切れるようなサイズで、顎に刺激を与えられるちょうど良い噛み応えのものが良いでしょう。

前歯できちんと噛めているかどうかは、下の前歯の先端を見ると確認できます。下の前歯の先端には、ギザギザの「発育葉《はついくよう》」があります（図17）。

前歯でしっかりと噛めていれば、このギザギザがすり減って平らになっているは

図17　発育葉

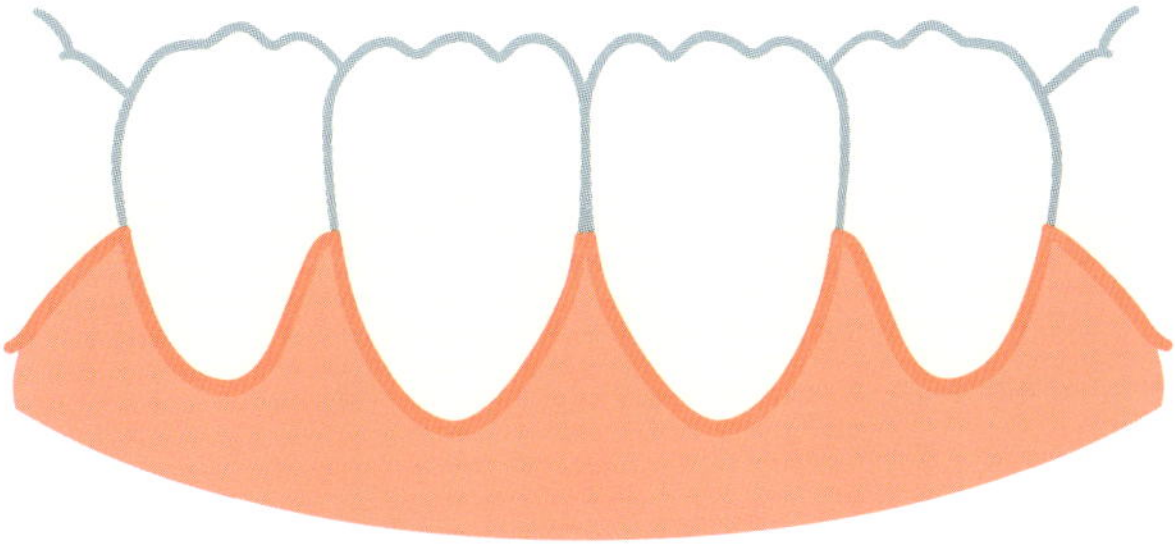

このすり減りを見て子どもの年齢により、食材の大きさを調整します

ずです。前歯が生えて1年がすぎてもギザギザが残っていれば、前歯でしっかりと噛めていないことになります。そのため、食材をわざと大きめに切るなどの工夫をしてみましょう。

食事が遅かったり、クチャクチャ音を立てて食べたり子どもには注意が必要です。もしかしたら口呼吸をしているかもしれません。口呼吸をしながら食べていると、食事が遅くなりクチャクチャと音がします。また、食事が遅い子どもは、舌の使い方や嚥下がうまくできていない可能性もあります。

食事の時に飲み物を一緒にたくさん与えるのはやめた方が良いです。噛まずに飲み物で流し込んでしまう可能性があるためです。食事中はしっかりと噛み、食事が終わってから飲み物を与えるようにしましょう。

また、飲み物を飲ませる際は、コップに入れて、舌を上に動かして嚥下する飲み方をさせます。ストローを使うのはあまりよくありません。ストローを使うと、ストローから吸い込み、口の奥に落ちた飲み物を飲み込む形になるため、ほとんど舌を使いません。結果的に嚥下機能が衰えてしまいます。ストローを使う場合は、口の奥まで届かない短いストローを使うと良いでしょう。

最近では、歯科医院に管理栄養士が在籍していることが普通になってきました。歯科助手としてただ在籍している管理栄養士でなく、しっかり食事指導をしている管理栄養士が在籍しているクリニックを探して相談に行ってみてください。管理栄養士は国家資格を持った栄養のプロです。個別のさまざまなアドバイスが聞けると思います。母乳育児の話や離乳食のあげ方、離乳食にも初期・中期・後期と段階があり、その時期により食の形態などが変わります。当法人の小児歯科医院では毎月、離乳食教室や母乳育児セミナー、ベビーマッサージセミナーなどを行っています。これらセミナーの参加応募や開催状況は、医療法人社団　幸誠会のインスタグラムでご覧いただけます。ぜひ一度覗いてみてください。

第3章

子どもの顎の成長は10歳までの習慣で決まる

家族そろって食事をする頻度はどのくらいですか？

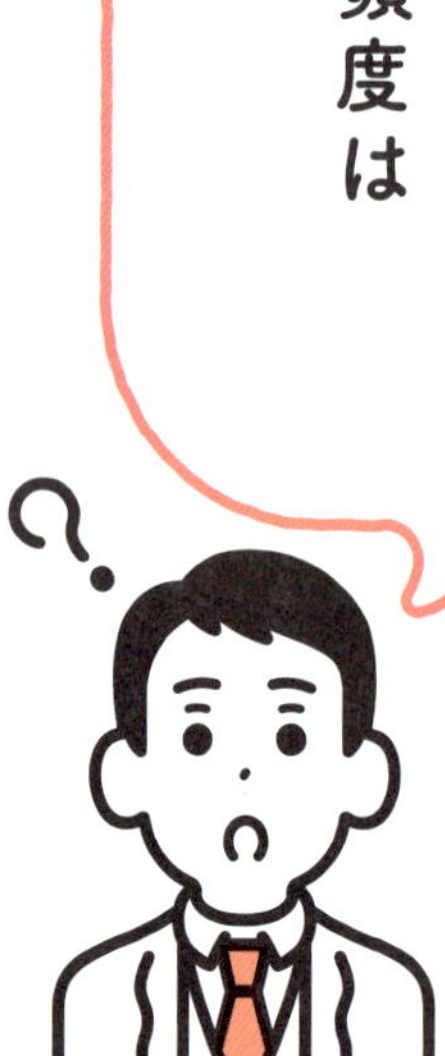

子どもの食事問題「孤食と個食と固食」

昨今、子どもの食事で問題になっているのが、3つの「こ食」です。

1つ目は「孤食」です。家族がそろわず、子ども一人だけで食事をすることです。両親の共働きや子どもの習いごとなどで、家族そろって食事をする機会が減る傾向にあります。また、子どもと一緒にいても、家事などの用事があって子どもに先に食べさせるようなケースもあります。

孤食にはさまざまな問題があります。まず1つは、食育によくないということです。子どもだけで食事をしていると親の目が行き届かないため、正しい食べ方や食事のマナーが身につきません。また、子どもは初めて見る食べ物に対しては、親の食べる様子を見て食べていいかどうかを判断します。そのため、一人だけで食べさせると、好き嫌いができてしまいます。孤食が続けば、好き嫌いを注意してくれる人もいません。その結果、好き嫌いが激しくなり、栄養バランスが崩れ、健康に悪影響を及ぼします。

孤食は、コミュニケーション能力の成長を妨げることも指摘されています。食事を家族で一緒に取ると、自然とコミュニケーションが生まれ、社会性や強調性が育ちます。また、家族で楽しく食事をすることは、ストレスの発散にもつながります。孤食が多いと、寂しさのせいで心が不安定になりやすいとも言われています。

2つ目は「個食」です。家族はそろっていても、それぞれで違うものを食べることです。食物アレルギーなどの事情で異なる献立を用意するケースもあり、個食が全て問題というわけではありません。しかし、特に理由のない個食は、それぞれが食べたいものしか食べない食事になりやすく、栄養が偏り、好き嫌いが増えやすくなります。また、子どもの協調性が損なわれるとも言われています。

3つ目は「固食」です。同じものや、気に入ったものばかりを食べることです。

固食は栄養が偏り、体調不良につながる他、味覚が育たず味覚障害になる可能性もあります。子どもの健康、また味覚を育てるためにも、多様な食材や料理を組み合わせて摂取することが大切です。

「こ食」は歯並びにも影響します。やわらかくて、あまり噛まなくても食べやすいものを摂取しがちなため、噛む力が十分育たず、顎の成長を妨げる可能性があります。特に「孤食」をさせていると、子どもが食べ物をよく噛んで食べているかが把握できません。

孤食の反対は「共食」です。毎食一緒に食べるのは難しいかもしれませんが、せめて1日1食だけでもいいので、家族で一緒に楽しく食事をする時間を確保してほしいと思います。一緒に食事をすることで、子どもの様子や変化もわかります。

下顎が上顎より前に出る「受け口」は、上顎の発育不全が原因です

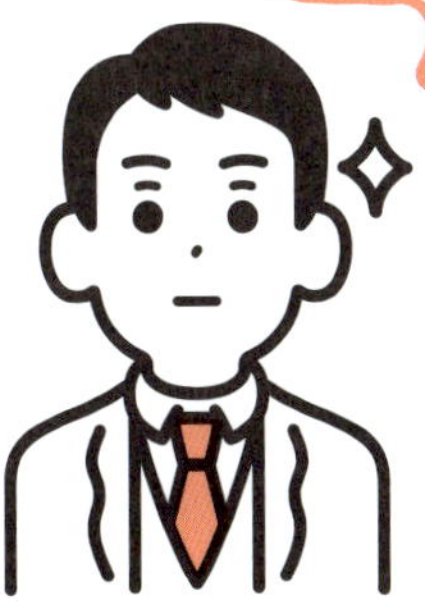

5~10歳までが顎の発育のゴールデンタイム!

子どもの不正咬合の90%以上は、歯の土台となる顎の骨が十分に育っていないために起こります。わかりやすく説明すると、顎が単純に小さいということです。顎が成長しなければ、狭い空間の中で歯がきれいに並ぶことはできません。顎が成長する時期を利用して矯正（小児矯正・第1期矯正）を行えば、少ない負担で歯並びを整えることができます。顎の成長期が終わってから行う第2期矯正では、顎の大きさを治すことは難しくなります。そのため、健康な歯を抜いてスペースを作らなければ、歯並びを整えることはできなくなります。

前述しましたが、**小児矯正の2つの大きな目的は、顎の成長をコントロールすることと、悪習癖を治すこと**です。歯並びを治すことではありません。

まず、1つ目の目的である顎の成長をコントロールすることについて解説します。

上顎の骨は、下顎の骨よりも先に成長します（図5、p43）。上顎の成長は10歳前後がピークです。それまでに、まず上顎を成長させることが必要です。上顎が十分に成長すると、同時に鼻腔や気道も広がり、鼻呼吸がしやすくなります。また、舌の動けるスペースが確保されるため、一般的に滑舌も良くなると言われています。上顎骨が十分に成長すると自然とその後に下顎骨も成長がついてきます。

つまり小児矯正を成功に導くポイントは、上顎の骨の成長をコントロールすることになります。

小児矯正を始められる時期は、チェアにじっと座れるようになる5歳くらいからになります。実際には、歯が生え替わる7～8歳くらいのタイミングで始める子どもが最も多いです。ちょうど、小学校の1～3年生くらいがピークになります。

当院の場合、治療を始める前に、次のような方法で歯並びに関する診査・診断を行い、治療方法を検討します。

- 問診：アレルギーや鼻疾患などの有無、睡眠状況の把握や寝起き時の状態・食事の状況、悪習癖などを確認（図18）
- 口腔内・顔貌・姿勢の写真撮影：歯並び、噛み合わせ、舌などの様子を確認し、顔貌・姿勢を評価（図19）
- 歯科用CT：鼻腔・副鼻腔の精査（炎症の有無や解剖学的な問題の有無）、気道の閉塞状態や体積（呼吸が正しくできているか）、アデノイド肥大や扁桃腺肥大の有無（気道閉塞の状態）などを診断（図20）

 パノラマレントゲン撮影：あごの中の病変の有無、歯の本数の過不足の有無（図21）

 セファロレントゲン撮影：顔の骨格（正面からの骨格分析、側方からの骨格分析）（図22）
- 咬み合わせのスキャン（図23）

図18　問診表

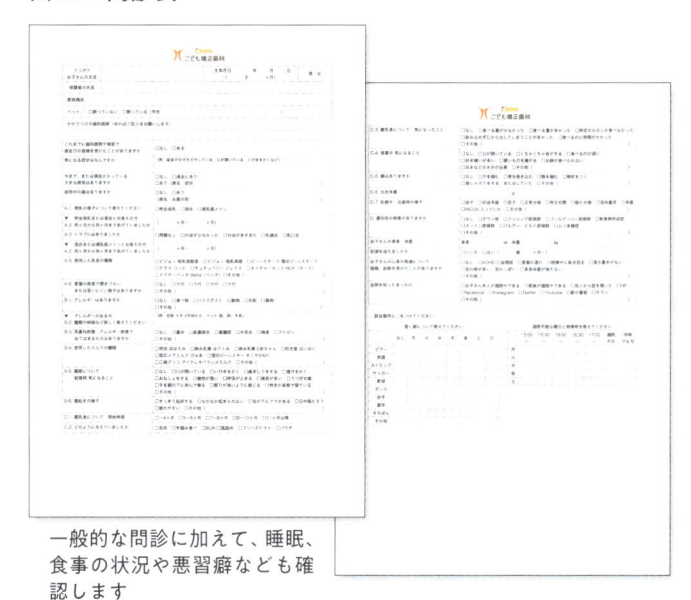

一般的な問診に加えて、睡眠、食事の状況や悪習癖なども確認します

図19　写真撮影

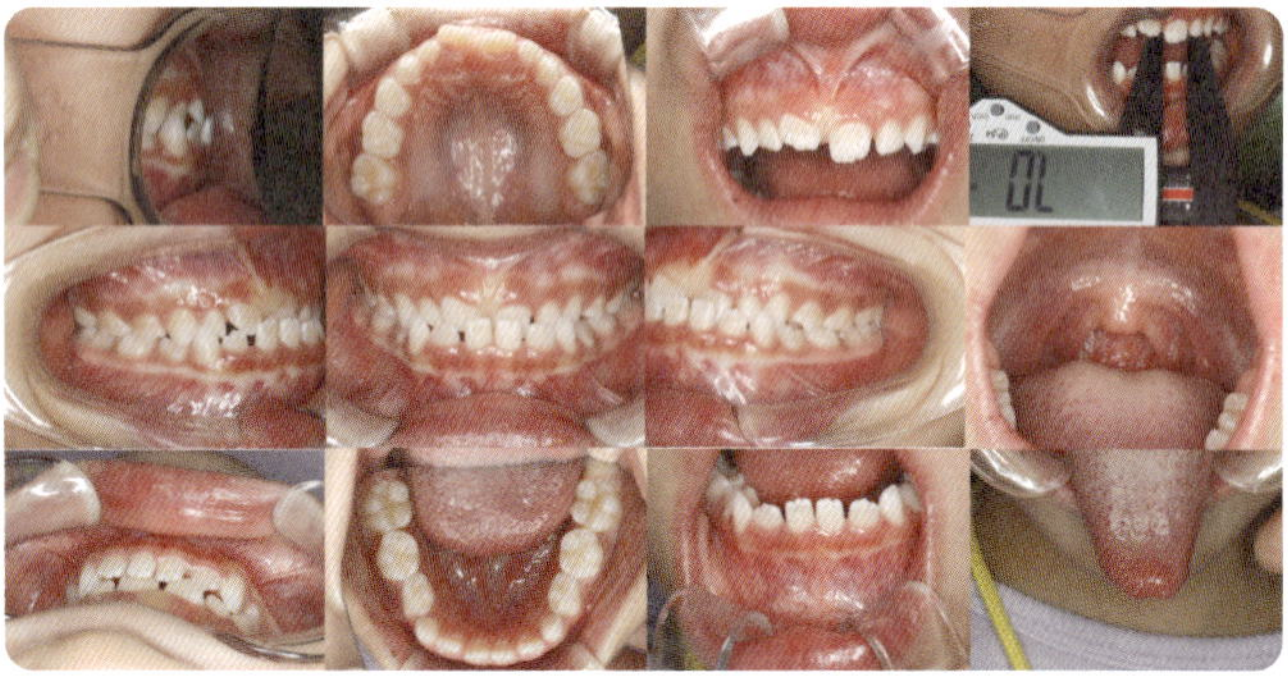

歯並び、かみ合わせだけでなく、舌や顔貌の評価を行います。初診時のデータが非常に重要になります

図20　歯科用CT

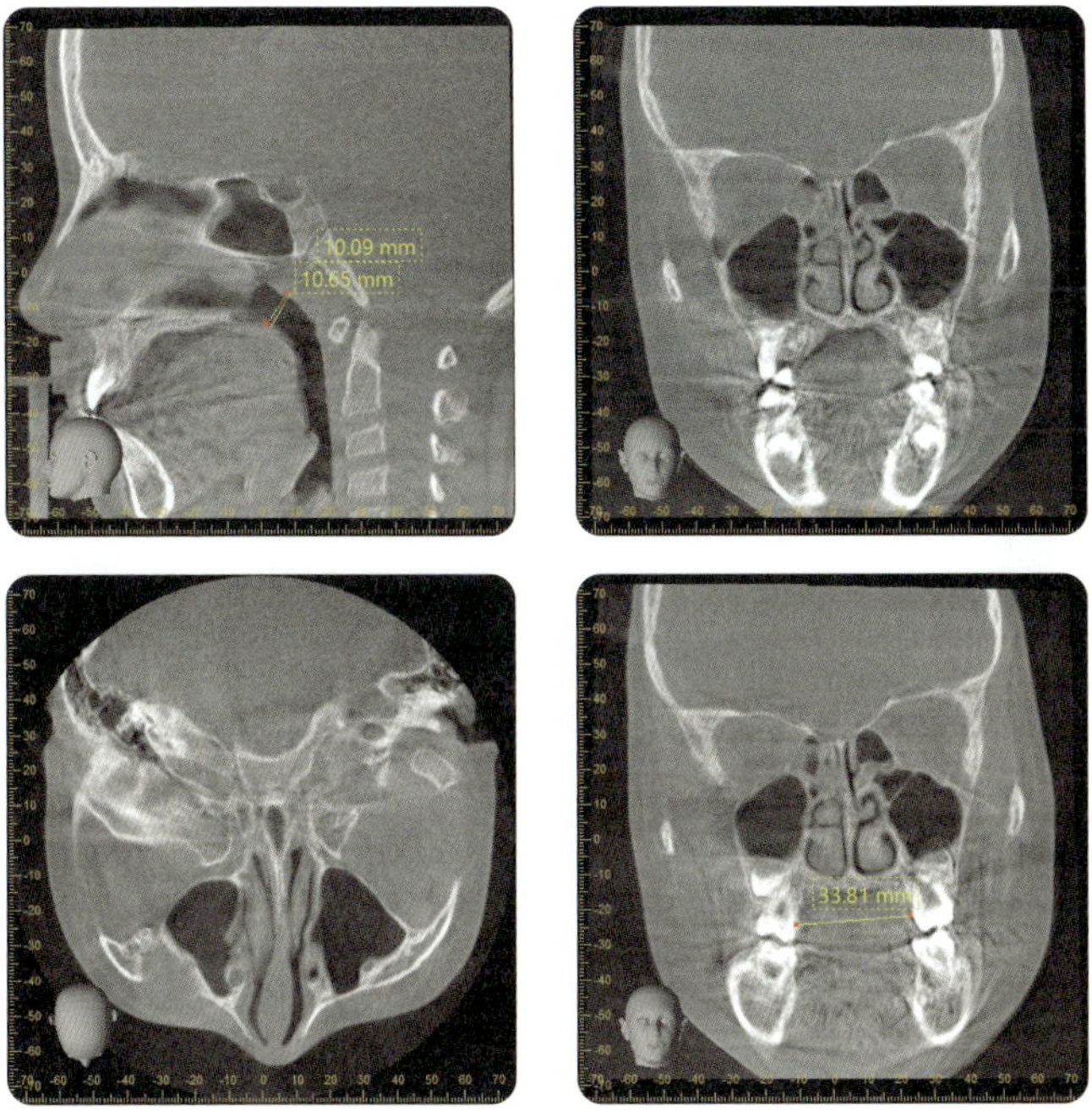

鼻疾患の有無、気道の状態の評価を行います。気道の体積が術前と術後で改善されているか確認をします

・動画撮影：口呼吸の有無や嚥下機能の評価

これらの検査を全て終えるには、約1時間半かかります。

これらの情報をもとに毎週専門医を中心に数名のDrでディスカッションを行い、診療方針を決定していきます。

治療にはいくつ

図21　パノラマレントゲン

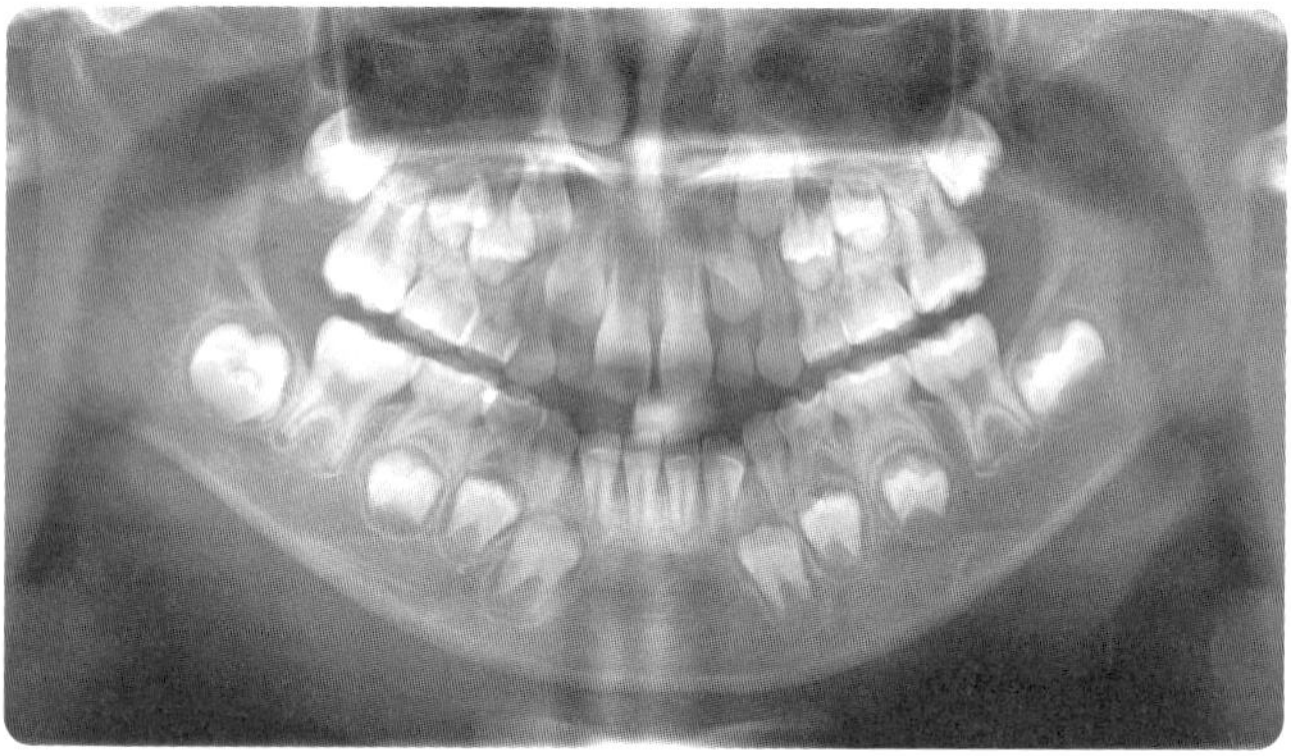

顎骨内の病変の有無や、歯の本数の確認をします

図22　セファロレントゲン

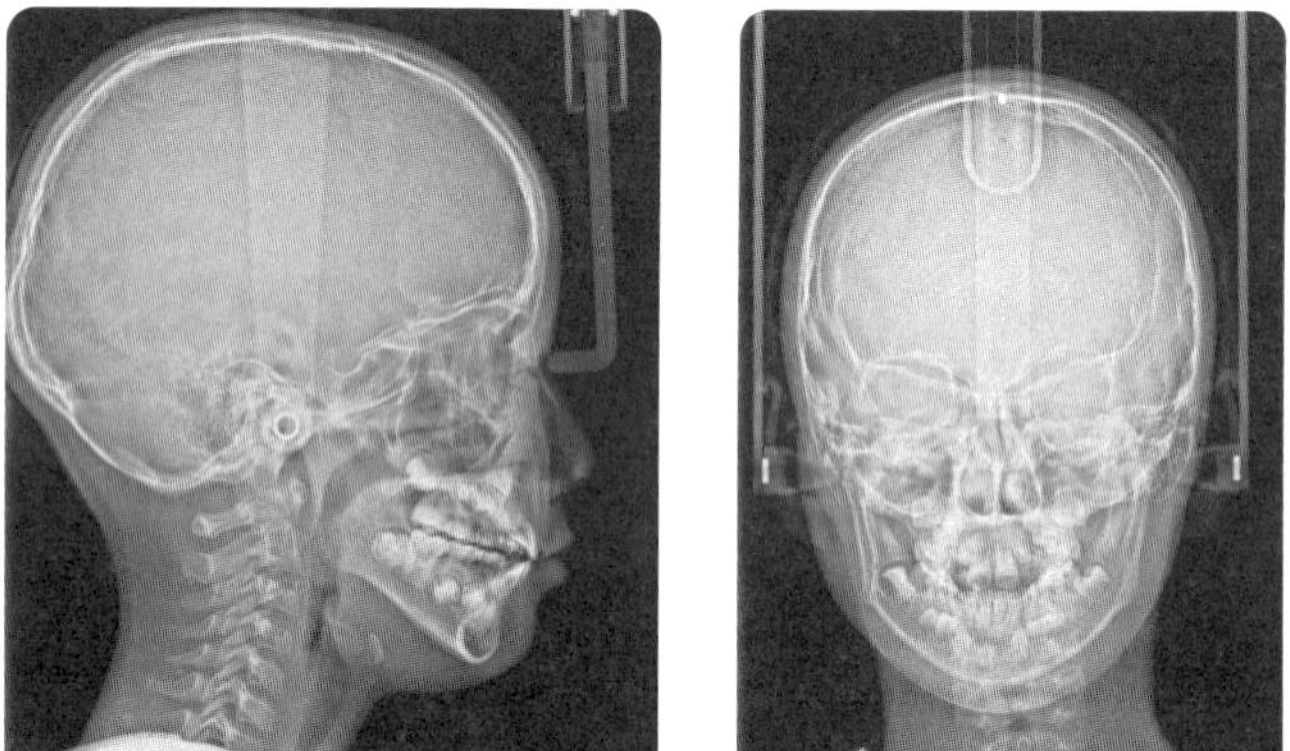

正面と側面の骨格の歪みを診断します

図23　咬み合わせのスキャンデータ

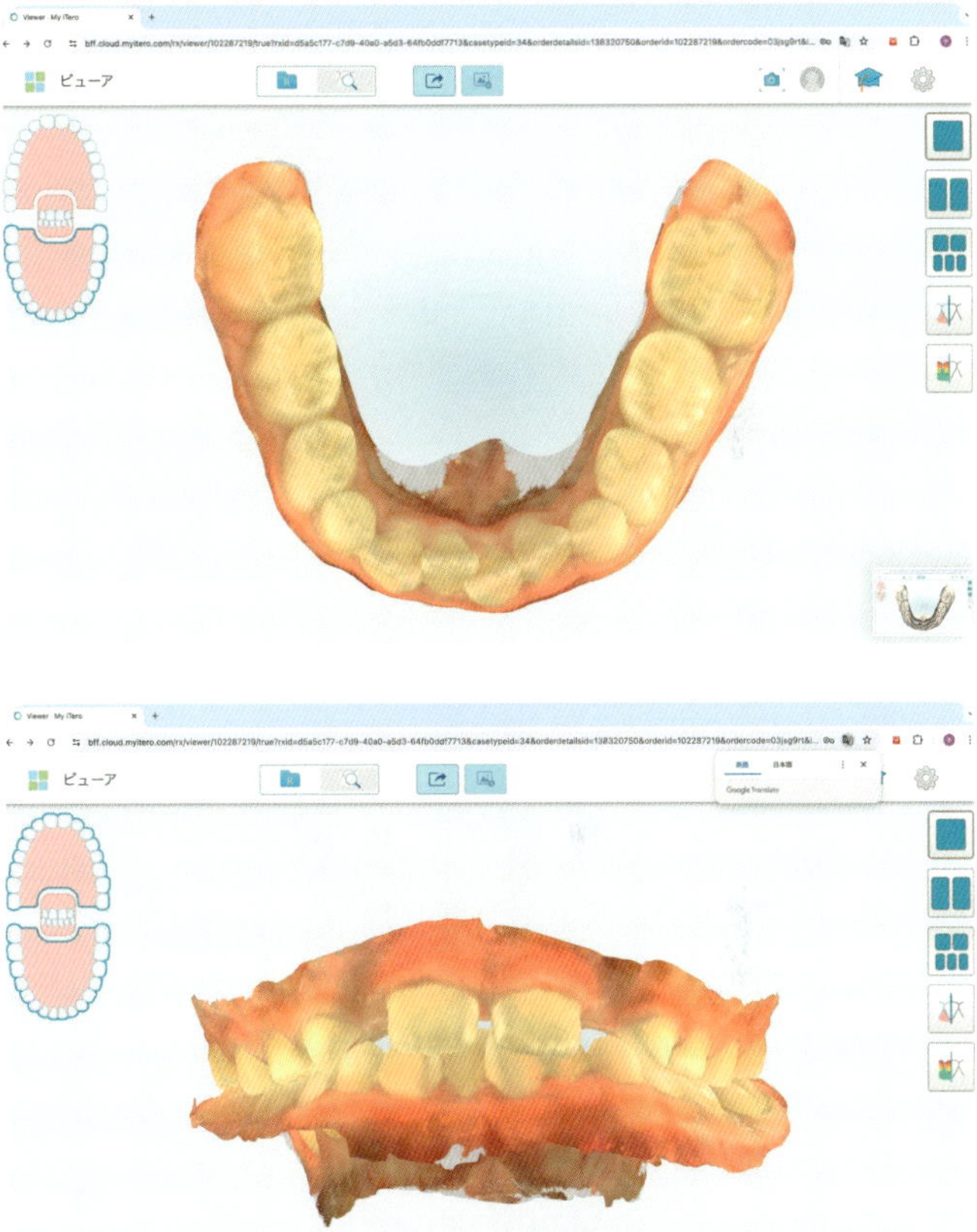

初診時の咬み合わせをスキャンすることにより、データとして保存することができ、3Dプリンタでいつでも初診時の状態を復元できます

図24　床矯正装置

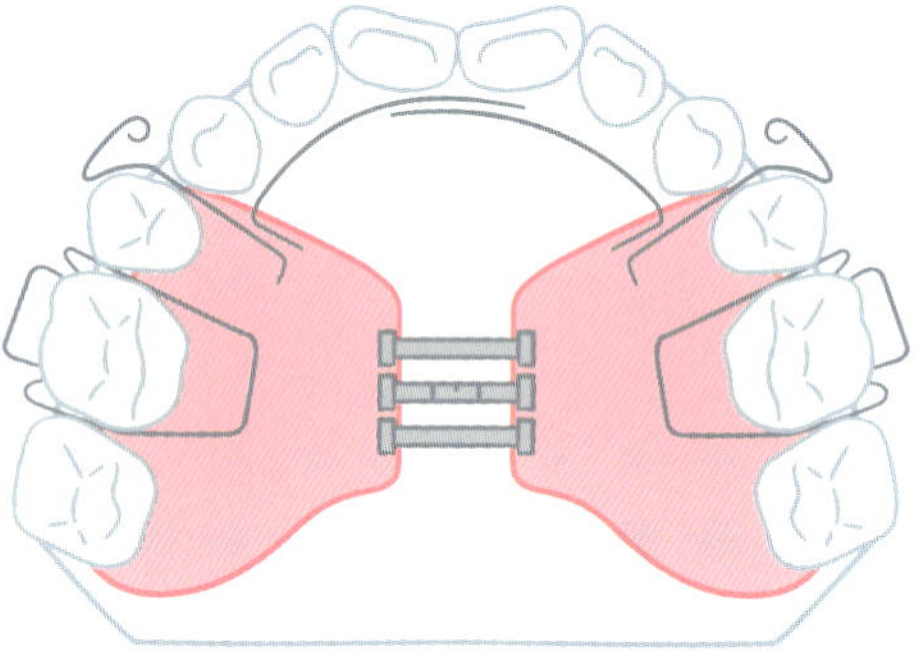

２日に１回ネジを回すことにより、徐々に正中口蓋縫合を拡大していきます。約80％のケースでこの装置を使います。

かのパターンがありますが、代表的な方法に「床矯正」があります（図24）。上顎の骨は左右の骨が中央でつながっています。

この左右の骨を繋げている部分を「正中口蓋縫合」と言います（図25）。

床矯正では、上顎に装着した矯正装置の中央にあるネジを2日に一度回すことで正中口蓋縫合を徐々に広げていく「緩徐拡大（スローエクスパンジョン）」を行います。また、多くの症例で上顎を前に牽引する「フェイスマスク」を寝ている間につけて上顎を前に引っ張る方法も取り入れます（図26）。

小児矯正の7～8割はこの方法で上顎

図25　正中口蓋縫合

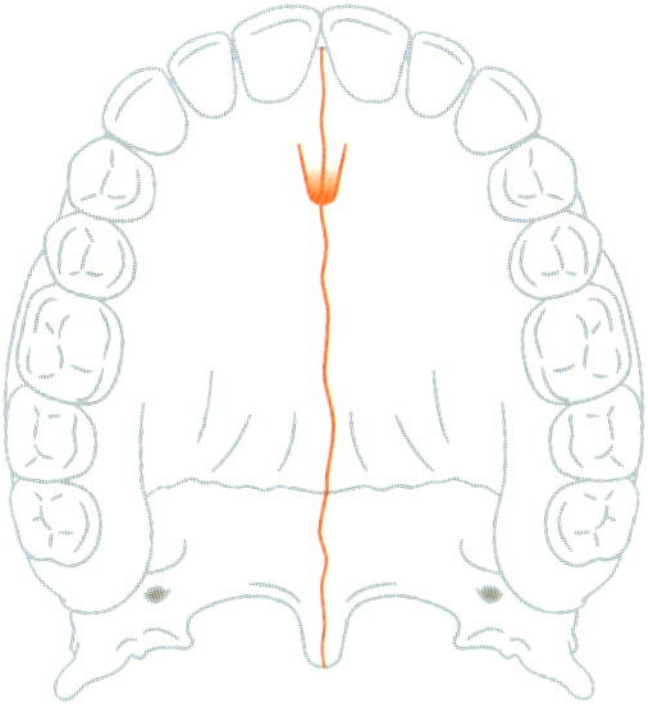

上顎骨は左右の骨に分かれています。この縫合部を装置によって離すことにより、上顎骨が拡大していきます

図26　フェイスマスク

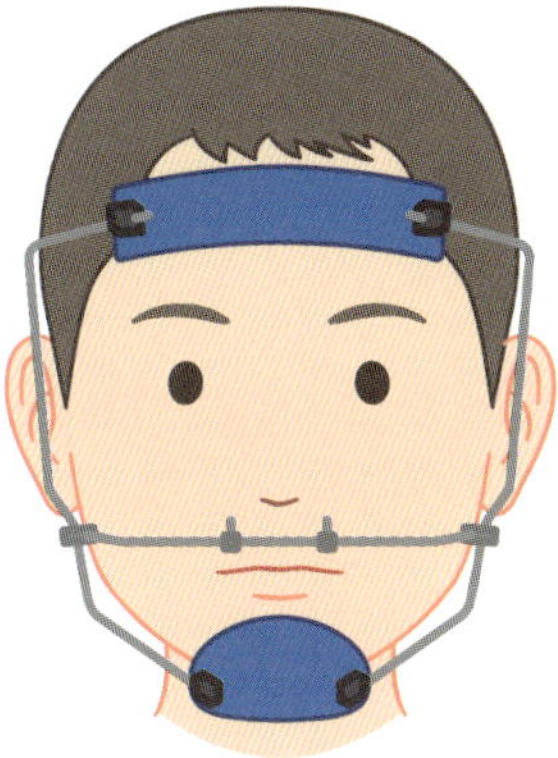

子どもが寝ている間に装置とフェイスマスクをゴムでつなげて、上顎骨を前方に牽引します

図27　拡大前と拡大後

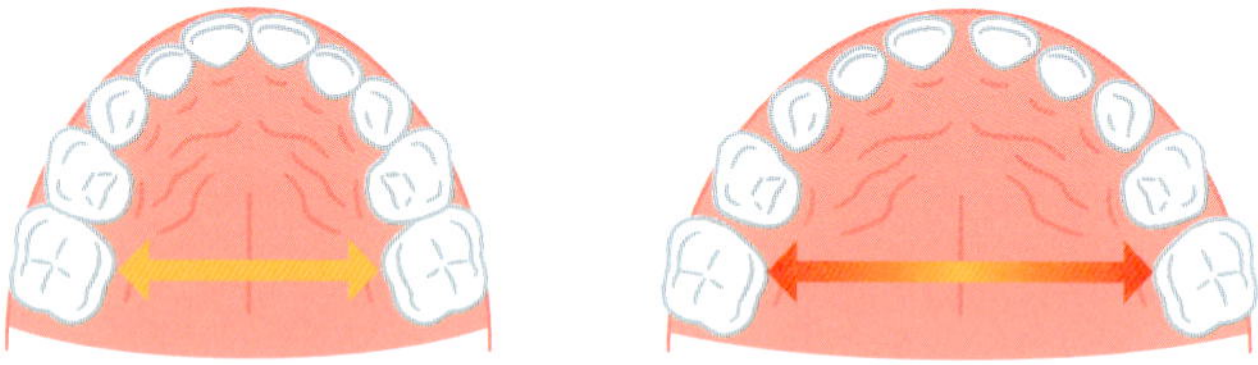

の骨の成長を促し、骨の幅を獲得し、健康な歯が生える十分なスペースを作っていきます（**図27**）。

不正咬合の中でも重度なケースの1つが「受け口」（反対咬合）です。受け口は、下顎骨が上顎骨よりも前に出た状態ですが、子どもの場合下顎骨が大きく育っているのではなく、上顎骨が十分に育っていないために起こります。また、受け口は横から見た顔に特徴があります。下顎骨が前に出ている「しゃくれ」という横顔になります（**図28**）。

受け口を治すには、上顎の骨をかなり拡大して前方に出す必要があります。その場合には、通常の緩徐拡大ではなく、「急速拡大（ラピッドエクスパンジョン）」という方法をとります（**図29**）。

急速拡大装置を上顎の歯に固定し、正中口蓋縫合

図28　横顔の評価

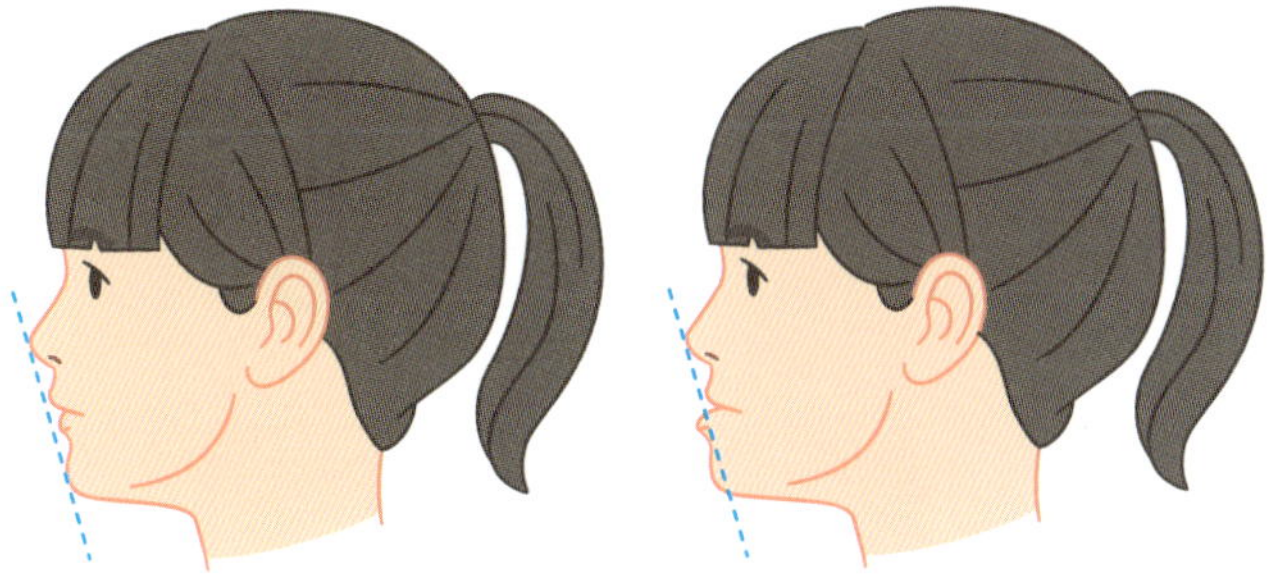

を急速に開いていきます。そうすると、緩徐拡大よりも縫合部がさらに割れて上顎の骨が動きやすくなります。

追加で「フェイスマスク」をつけて上顎を前に引っ張ることにより、緩徐拡大よりも確実に上顎骨が前に出やすくなります。

全ての歯が永久歯に生え替わる前に行う小児矯正は、反対咬合に対して非常に有効性が高いという報告があります。

骨が育ち終わってから行う第二期矯正では、この骨格に対してもアプローチができません。そのため、第二期矯正での受け口の治療では、正しい噛み合わせを作ることはなかなか難しく、健康な歯も抜歯しなければなりません。本当に

図29　急速拡大装置

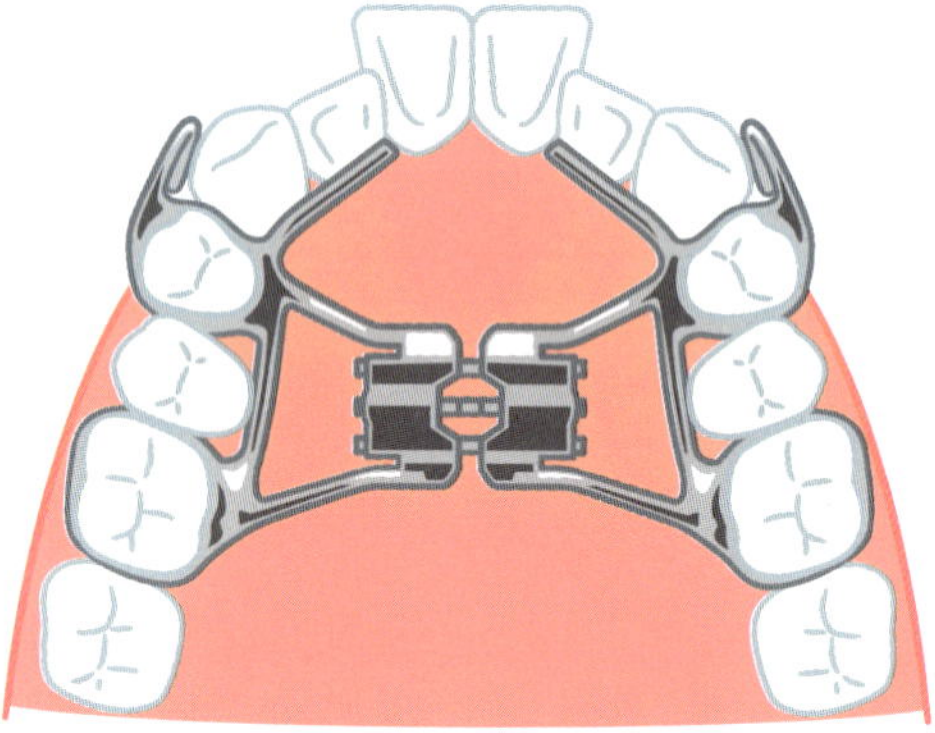

重度の症例に使う装置。装置は歯にセメントで固定し、1日1回ネジを巻き、急速に正中口蓋縫合を拡大していきます

重症なケースだと外科矯正が適応になります。これは全身麻酔下で下顎の骨を割って小さくする方法です。このような不幸な結末になる前に、正しい顎の成長を導いてあげられる矯正が、小児矯正になります。一般的な治療期間は1年半くらいが目安になります。小児矯正後の経過観察は絶対に必要で、観察中に追加矯正処置が必要になることもあります。永久歯が並びきるまで継続的に経過を追うことが重要になります。

お子さんを観察していて気になる癖、ありませんか？

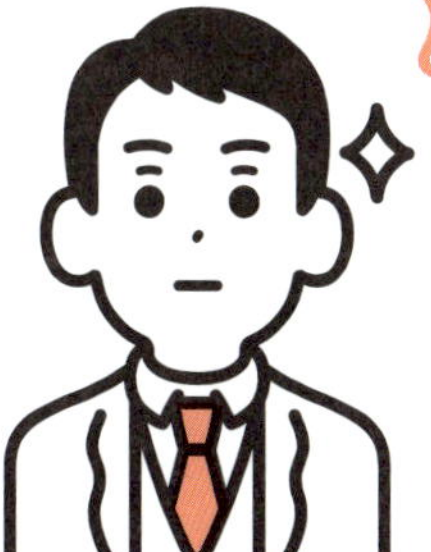

何げない癖が顎の成長を妨げる

小児矯正の2つの大きな目的は、顎の成長をコントロールすることと、悪習癖を治すことです。２つ目の目的である悪習癖を治すことについて解説します。

顎の骨が成長する期間は、子どものちょっとした癖が歯並びや噛み合わせに悪影響を及ぼします。上顎骨が成長のピークを迎えるまでに、成長の妨げになるような悪習癖を取り除き、上顎骨を正しく成長させることが重要です。

日頃からお子さんをよく観察し、次のような癖があったら、要注意です。

- **口呼吸（ポカン口）**：口を常に開けていると、舌の位置が下がります。慢性的に舌の位置が下がることにより、舌が上顎のスポットに当たっていないと上顎骨が育ちません。そのため、口呼吸を放置すると結果的に上顎骨の劣成長になる可能性が高くなります。重症の場合だと受け口になってしまいます。
- **指しゃぶり**：指で前歯が押されて出っ歯（上顎前突）や上下の前歯の間に隙間ができる（開咬）可能性があります。
- **舌を突き出す**：口呼吸や舌小帯が短いため、舌で前歯を押したり、舌を突き出したりする癖がつくことがあります。これも出っ歯や開咬につながります。
- **下唇を口の中に巻き込む**：上の前歯が下唇に押し出されて出っ歯になります。また、前歯と前歯の間に隙間ができます。
- **爪を噛む**：前歯と前歯の間に隙間ができる可能性があります。
- **頬杖をつく**：顎を手で支える癖があると、顎に常時5キロくらいある頭の重みがのしかかるため、支える側の歯列が内側に曲がり、奥歯（臼歯）の噛み合わせがずれたり（交叉咬合）します。重症の場合は顎の骨も変型し、顎変形症になります。

- **顎をどこかに乗せる**：顎をテーブルの上などに常に乗せていると、頭の重さで下顎を圧迫し続けることになり、下顎が徐々に後退し、出っ歯の原因になります。
- **うつ伏せ寝**：ずっとうつ伏せで寝ていると、下顎が後退し、出っ歯の原因になります。
- **猫背**：下顎が後方に下がり、噛み合わせに支障が出てきます。
- **食事中に足をブラブラさせる**：足が床についていないと、噛む時に力が入らず、歯並びに影響します。椅子が高ければ、踏み台などを置いて足がつくようにします（**図30**）。

そのため、乳児期から小児期にかけての食事中の椅子の選び方は非常に重要になります。

背中の位置が安定しないバンボーなども避けた方が良いでしょう。

図30　足の置く場所を調整できるイス

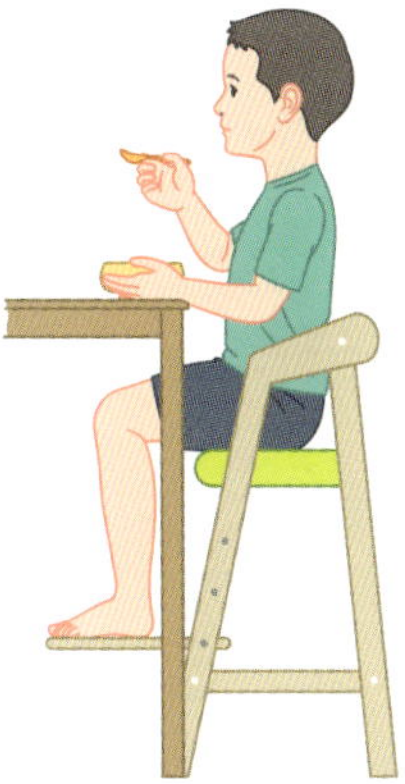

子どもの成長に合わせて足の位置を調整します

- **テレビなどを見ながらの食事**：見ることに気を取られて噛むことがおろそかになり、顎の成長が不十分になります。

5歳くらいになってもこれらの癖が直らないようであれば、何らかの原因が考えられます。小児歯科の診察を受け、悪習癖の原因を明らかにした上で、必要な治療を行ってください。

小児矯正を行っているクリニックでは通常、悪習癖を治す専門のスタッフがいます。次のようなトレーニングを1年くらい行い、悪習癖を除去します。

- 舌を正しい位置に導くためのトレーニング（スポットの位置を覚えてもらう）
- 嚥下のトレーニング（正しい飲み込み方のトレーニング）
- 腹式呼吸のトレーニング
- 口にテープを貼り、鼻呼吸のトレーニング（注：鼻疾患が患者さんにある場合は、小児期の専門性のある耳鼻咽喉科と連携して治療を進めていきます）
- さまざまな種類の既製のマウスピースを使って噛む力のトレーニング（通常4～5

図31　MRC矯正の既製マウスピース

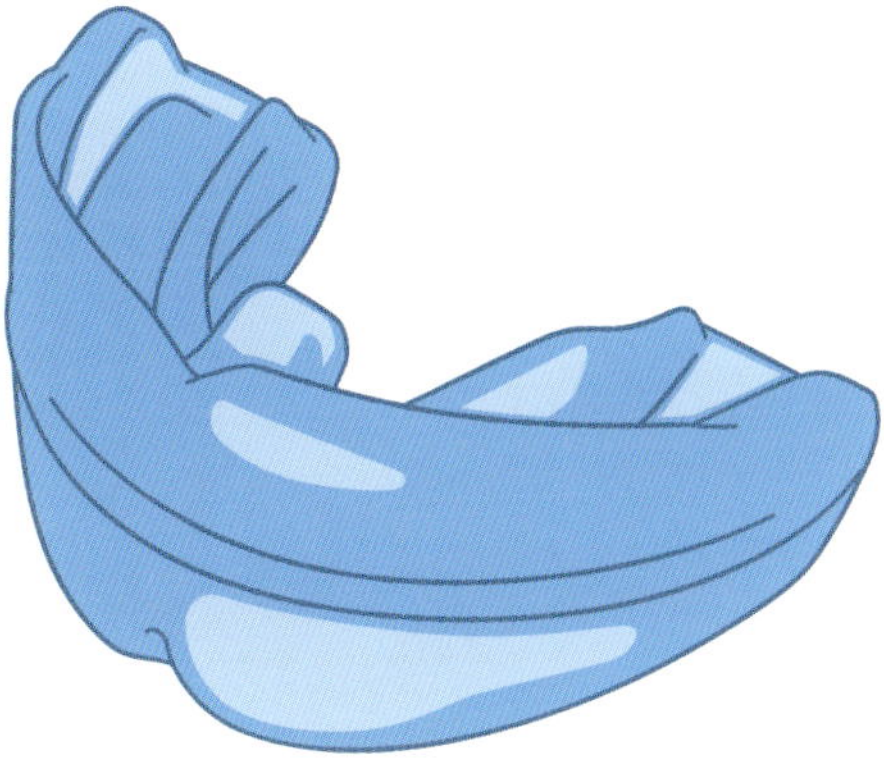

一種類の既成のマウスピースだけではなく、タイミングごとに様々な種類のマウスピースに変更していきます

種類のマウスピースを治療のタイミングごとに変更して、使用していきます）

- 唇を閉じる力が弱い場合は、唇を閉じるトレーニング

このようなトレーニングを行いながら、さまざまな種類の既製のマウスピースを用いて行う矯正治療をマウスピース型矯正と言います（**図31**）。

比較的症状の軽い子どもはマウスピースを併用しながらトレーニングを行うだけで治りますが、大多数の子どもはマウスピース型矯正単体での治療だけでは治りません。

症状が進んでいる子どもは、前述した「緩徐拡大装置」か「急速拡大装置」を併用しながら本格的な小児矯正の治療を行います。

お子さんが口を閉じた時に、下顎に梅干しのようなしわができたら注意

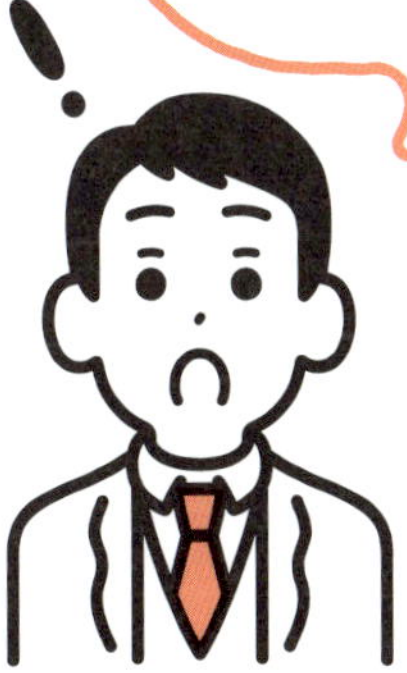

口呼吸の子どもは歯並びが悪くなる

子どもがいつも口をポカンと開けていたら、口での呼吸が習慣化している可能性があります。口呼吸をしている子どもは歯並びが悪くなります。なぜかというと、口を開いている時は舌が下がっているため「低位舌」になります。そうするとスポットに舌がつかなくなり、上顎骨が刺激されず上顎骨が十分に育ちません。また、舌の位置が下がると下顎の前歯を押しやすくなります。その結果、前歯が噛み合わない「開咬」などの不正咬合につながります。

子どもが口呼吸をしてしまう原因の1つには、鼻に何らかの問題があることが考

えられます。鼻が悪い子どもは、往々にして顎が育ちません。上顎が成長しないと鼻腔や気道も狭くなる傾向にあります。それがさらに鼻呼吸のしづらさにつながり、そしてますます口呼吸になる……という悪循環に陥ってしまいます。

呼吸は鼻で行うのが基本です。鼻から吸うことで、空気中のほこりや細菌などの異物が鼻腔内の毛や粘膜に吸着されて侵入を防ぎます。口にはそのような機能はないため、口から吸うと異物が直接喉に入り込み、風邪やウイルス性疾患などにかかりやすくなります。

また、鼻で吸った空気は加温・加湿され、副鼻腔で生み出される一酸化窒素（NO）と一緒に肺に運ばれることで、酸素と二酸化炭素を効率よく交換することができます。こうした機能も口にはないので、口から吸うと呼吸機能の低下につながります。

口呼吸は咀嚼機能にも悪影響を及ぼします。食事中は、食べ物を噛みながら口呼吸もしなければならないので、咀嚼に時間がかかり、嚥下機能も低下します。よくクチャクチャ音を立ててご飯を食べている子は口呼吸の可能性があり、要注意です。

口を開けている時間が長くなると、口の中が乾燥して唾液の分泌量が減ります。

図32　口唇閉鎖不全症のサイン

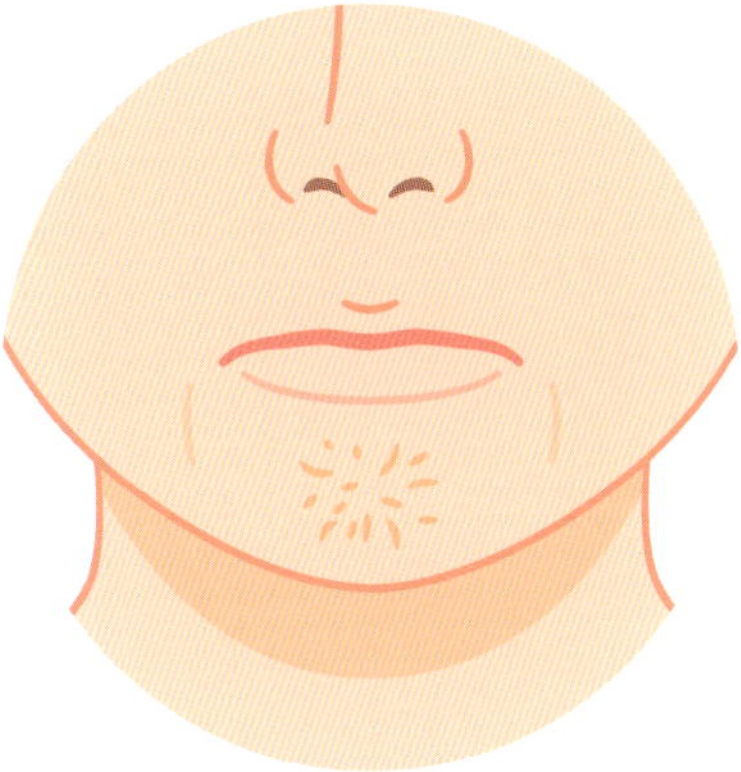
口を閉じた時に
オトガイ部に梅
干しのようなし
わができます

唾液による自浄作用が減少して細菌が繁殖しやすくなり、結果的に虫歯や歯周病、口臭のリスクが高まります。

このように、口呼吸にはさまざまなリスクがあるのです。

口をいつも開けている子どもの見分け方は、口を閉じた時に、下顎に梅干しのようなしわができるかどうかです（**図32**）。口をいつも開けていると、「口輪筋」という口の周りの筋肉が弱るため、口を閉じた時に、下唇の下にある「オトガイ筋」という筋肉が緊張することでしわができます。

このしわができたら、「口唇閉鎖不全症」という病気かもしれません。口唇閉鎖不全症は治療の難易度が高く、一般的には通常の小児矯正治療よりも治療期間が長く、1年半から2年半程度の治療期間が必要です。その間にトレーニングや顎を広げる緩徐拡大装置や急速拡大装置による治療などを行いますが、それでも口が閉じない子どもはいます。子どもが口呼吸をしていることに気づいたら、早めに治療することをおすすめします。

口呼吸を治すには、鼻で呼吸できない原因を突き止める必要があります

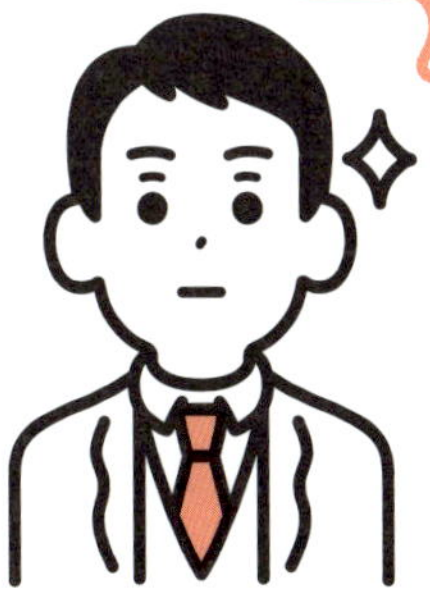

口呼吸を治すには

正確な診断をするためには、気道を撮影できるCTが必要です。しかし、一般のCTよりも高価なため、導入している歯科医院はかなり少なくなります。当法人では3つある歯科医院全てにCTはありますが、小児歯科医院でのみ気道を撮影できるCTを導入しています。

CTでチェックするのは、呼吸の状態に関係する気道の状態です。気道の体積の他、鼻腔の解剖（鼻中隔湾曲症の有無）、副鼻腔の炎症の有無、アデノイド肥大の程度（咽頭扁桃：鼻の奥にあるリンパ組織の塊）、扁桃腺（口蓋咽頭）の肥大の評価などを

確認します。

口呼吸の子どもの特徴は、首が前傾の状態、いわゆる猫背になっていることです。また、口呼吸により低位舌になると、舌が後ろに押し込まれてさらに気道が狭くなります。

正しい姿勢にすると気道が狭くなるため、首を前に出すことで気道が広がり、呼吸がしやすくなります。そのため、気道を広げるために猫背にしているのです。姿勢が悪い状態（猫背のまま）でCTを撮ると、気道が広がった形で評価することになってしまいます。正しい姿勢でCTを撮ることで、気道の正確な状態がわかります。

鼻の通りが悪くなる原因として、例えば、鼻の穴を2つに隔てている仕切りである「鼻中隔」が歪んでいる「鼻中隔湾曲症」、上顎の骨の中にある「上顎洞」という副鼻腔の炎症、アデノイドや扁桃腺がひどく腫れていることなどが挙げられます。このような場合は連携している耳鼻咽喉科で診療してもらい、必要なら外科手術をお願いして鼻呼吸ができるようにしてもらいます。

なお、私の感覚では一般的な耳鼻咽喉科の医師の約9割は子どもの外科処置には消極的です。そのような耳鼻咽喉科では吸入器や薬などによる対症療法しかしてもらえないため、口呼吸は一生治りません。そこで当院では、外科治療をしてくれる耳鼻咽喉科の医師と連携し、原因を特定して根本的な治療をするように努めています。

また、アレルギーが原因で常に鼻がつまっている子どももいます。昨今は花粉、ハウスダスト、ペット、食品など、さまざまなアレルギーがあります。このような場合も耳鼻咽喉科やアレルギー科の医師と連携し、アレルギーが特定できたら、それを除去するようにします。例えばハウスダストの場合は、寝室だけでも可能な限りきれいに清掃してもらいます。また、ベッドにはぬいぐるみを置かないようにしたり、ペットを飼っている場合は寝室には入れないようにしたりする、といったことを徹底してもらいます。

実を言うと、私も小児期より鼻が悪く、鼻で呼吸をしたことが44歳までありませんでした。つまり44年間、口呼吸でした。

子どもの頃、母親に鼻がいつもつまっているので治してほしいと何度も訴えて耳鼻咽喉科を回った記憶があります。

当時は吸入器（ネブライザー）という機械を使い、薬を鼻の奥に届けて終わりというのが定番でした。何度も何度も耳鼻咽喉科に通った記憶が今でもあります。通っても通っても治らないため、母親に「鼻の手術をしたい」と頼んだことがありましたが、当時はまだ外科的治療法が普及しておらず、ずっと辛い思いをしてきました。

私にとっては、吸入器（ネブライザー）は対症療法であり、根本的な治療ではありませんでした。

今では耳鼻咽喉科の先進医療も進み、小児期でもさまざまな治療ができるようになりました。

44歳で初めて耳鼻咽喉科で鼻の精査をしてもらい、鼻中隔湾曲症と下鼻甲介肥大症という診断を受けました。44年間鼻で息ができなかったのは、鼻の解剖学的な原因のためでした。いくら吸入器（ネブライザー）で治療しても治らなかったわけですよね。すぐに全身麻酔下で鼻中隔矯正術と下鼻甲介骨切除術を行いました。結果的に今では生まれて初めて鼻で呼吸することができています。鼻で呼吸できる素晴らしさを

44歳にして初めて経験しました。鼻が悪い人は顎が育ちにくいと何度も述べていますが、実は私も受け口の傾向があります。厳密に言うと、切端咬合という噛み合わせになります。そのため、奥歯には負担がかかりやすく、虫歯でなくても歯が割れてしまうため、今は部分的にセラミックを入れています。全ての原因は小児期より鼻が悪く、顎が育っていないためです。

今は小児期でも鼻を根本的に治すことができます。もし私と同じように耳鼻咽喉科疾患があって鼻呼吸ができないお子さんがいれば、ぜひ治してあげてほしいと思います。

私のように長年苦しむことがなくなり、結果的に噛み合わせも良くなる可能性が高くなります。

お子さんは夜、熟睡できているでしょうか？

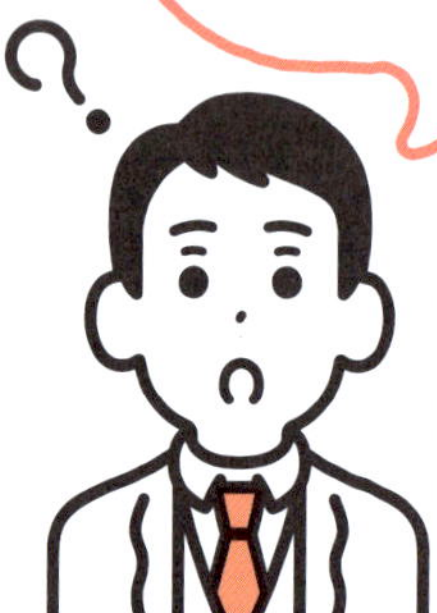

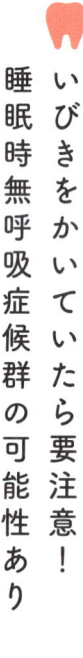

いびきをかいていたら要注意！睡眠時無呼吸症候群の可能性あり

「睡眠時無呼吸症候群（ＯＳＡ）」という言葉をご存じでしょうか。睡眠中に気道が狭くなることによって、呼吸が何度も止まったり、弱くなったりする病気です。大きないびきをかいたり、熟睡できないため日中に眠気や倦怠感などの症状が表れます。

私自身も睡眠時無呼吸症候群の診断を受け、寝る時は、鼻に装着したマスクから空気を送り込んで気道を広げる「ＣＰＡＰ（持続陽圧呼吸療法）」という装置を装着しています。

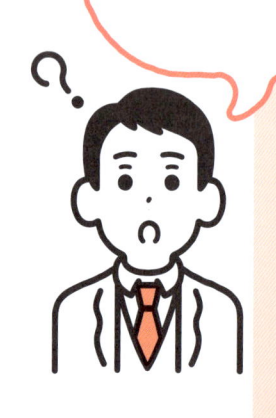

図33　PSG検査

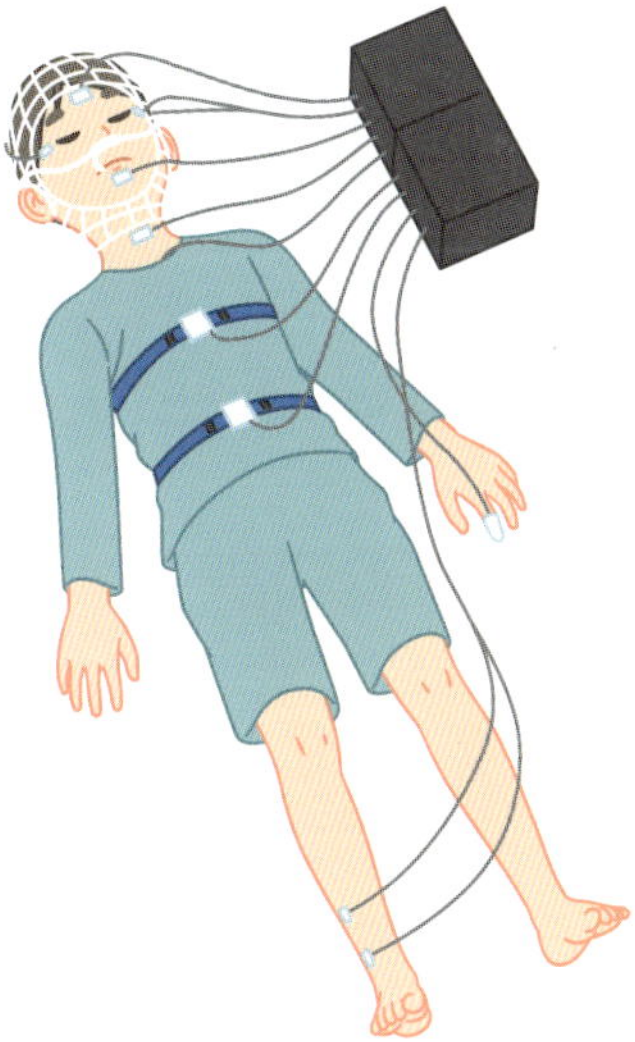

睡眠と呼吸の質を調べる
精密検査

なぜ私が睡眠時無呼吸症候群ではないかと気がついたかと言うと、40代になり日中の疲れがなかなか取れないのと、車の運転中に急に眠気が襲う頻度が高くなってきたためです。そして何より一番の理由は、愛する妻よりいびきがうるさくて一緒に寝られないと言われたことです。そのため、入院をして終夜睡眠ポリグラフ検査（PSG）を受けました（図33）。

結果、睡眠時無呼吸症候群という診断を受けました。今ではCPAPのおかげで睡眠の質は明らかに高くなり、疲れが溜まらず毎日エネルギーに満ちあふれています。

実は近年このような睡眠呼吸障害は、大人だけでなく子どもの間でも増えていると言われています。子どもの場合、いびきをかく、寝返りが多い、クマができている、おねしょを頻繁にする、などの症状があります。5〜6歳を過ぎても週2回以上おねしょをする子どもは、睡眠時無呼吸症候群をはじめとした呼吸器系の問題を抱えていることが多いと言われています。

子どもに睡眠呼吸障害があると、十分な睡眠が取れないことで、昼間の眠気や集中力の欠如につながる他、成長ホルモンの分泌障害が起き、脳に悪影響を及ぼし、発育や知能の発達が遅れる可能性が指摘されています。最近では注意欠陥・多動性障害（ADHD）との関連も指摘されています。

子どもの睡眠呼吸障害の原因としては、扁桃腺やアデノイドの肥大、アレルギー性鼻炎、蓄膿症などが挙げられます。また、普段口呼吸をしている子どもは、口が閉じにくいため下顎が下がり、舌が気道を圧迫して発症しやすくなる可能性があります。

図34　お子さんの睡眠に関するアンケート

【アデノイド口蓋扁桃摘出手術について】	はい	いいえ	わからない
あなたのお子さんはアデノイド口蓋扁桃摘出手術を受けたことはありますか？			

過去1か月間のお子さんに関して次の質問にお答えください

【睡眠中のお子さんの様子について】	はい	いいえ	わからない
1 睡眠中の半分以上いびきをかいていますか？			
2 常にいびきをかきますか？			
3 いびきは大きいですか？			
4 寝息はうるさいですか？　または大きな寝息をたてますか？			
5 睡眠中、呼吸がしにくかったり、苦しそうなことがありますか？			
6 診院中に呼吸が止まるのを見たことはありますか？			
【お子さんの日常生活について】	**はい**	**いいえ**	**わからない**
7 日中は口呼吸をしがちですか？			
8 朝起きた時、口の中が乾いている感じがありますか？			
9 時々、おねしょをしますか？			
10 朝の目覚めは悪いですか？			
11 日中は眠そうですか？			
12 先生に、日中いつも眠たそうにしていると言われたことはありますか？			
13 朝、起こしてもなかなか起きませんか？			
14 朝起きて頭が痛いと言いますか？			
15 今までに成長発育が悪いと感じたことがありますか？			
16 標準体重を超え、肥満気味ですか？			
【お子さんの様子について】	**はい**	**いいえ**	**わからない**
17 直接話しかけても聞いていないように思いますか？			
18 決められたことや行動を行うのが難しいですか？			
19 周りのことが気になり、集中できなくなりますか？			
20 手足をソワソク動かしたり座席でじっとしていられないことはありますか？			
21 常に動いていないと気分が落ち着かなかったり、静かにしていられないですか？			
22 他人の邪魔をしたり、会話やゲームに割り込むことはありますか？			

口呼吸は扁桃腺やアデノイドの肥大にもつながります。子どものうちに口呼吸の原因を治療しておくことで、大人になってから睡眠時無呼吸症候群で大変な思いをせずに済みます。

思春期の矯正患者の7%に睡眠呼吸障害の可能性があるという報告があります。

お子さんのいらっしゃる方は、「お子さんの睡眠に関するアンケート」に回答してみてください。「はい」が7項目以上あった場合は、睡眠呼吸障害のリスクが高まります（図34）。

子どもの睡眠の質を低下させるという意味では、テレビやゲーム、スマートフォンなどの画面を長時間見せることによるブルーライトの悪影響や、夜型の生活をさせることも睡眠障害につながります。成長ホルモンは、午後11時から午前2時頃に熟睡しているとたくさん分泌されます。午後11時に熟睡しているためには、午後9時頃には寝床に入った方がいいとされています。また、未就学児の場合は最低10時間の睡眠が必要であり、2時間以上不足すると、血中アルコール濃度0・05％のほろ酔いと同じ状態だという報告もあります。

「寝る子は育つ」と言われるように、質の良い睡眠は子どもの成長に不可欠です。お子さんの睡眠環境や睡眠中の様子などを、改めて確認してみましょう。

第4章

虫歯予防は
3歳までが肝心

うちの子は歯磨きが苦手なんです

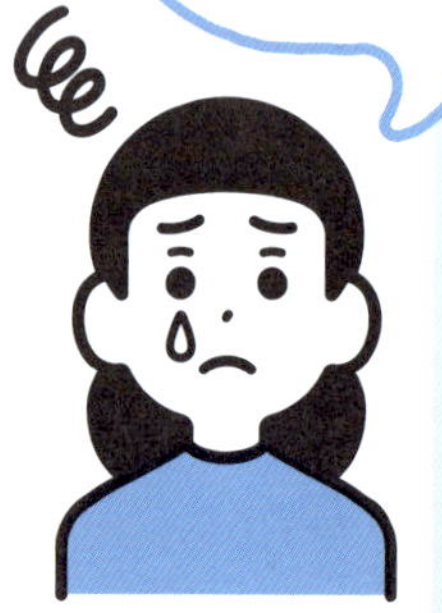

子どもの虫歯は親の責任？ 親の正しい仕上げ磨きの方法

子どもの歯が生えてくるのは、生後6カ月くらいからです。お子さんに仕上げ磨きをこれからスタートされる方は、まずはお口の外側から「触られる」という感覚になれてもらうようにお顔の周りをやさしく触れたり、体をマッサージしたりしながら準備体操をしましょう。

そして「歯磨きって気持ちがいい！　楽しい！」と感じてもらえるように、お気に入りの歌を歌いながらお子さんの目をしっかり見つめて、スキンシップを取りながら、歯磨きタイムを作ってあげましょう。その時のポイントとして、歯磨きする方は笑顔で楽しそうに接する。歯を磨くことだけに集中すると、歯磨きする人の顔の眉間にしわが寄ったり、怖い顔になったりするのでお子さんが不安になり、泣いてしまったりすることがあるでしょう。

1歳前くらいまでにふれあいながら歯磨きの時間を親子のコミュニケーション時間としてお子さんの安心感を得ることができれば、歯磨きの時間が大好きなお子さんになるでしょう。

しかし「うちの子は歯磨きが苦手なんです」

私の医院を訪れたご両親から、こんな声をよく聞きます。

このような歯磨きの嫌いな子どもを、どのようにして虫歯から守れば良いでしょうか。大切なことは、ご両親が子の歯磨きを継続的にしてあげることです。当院では、子どもに歯が生えてきたタイミングで、歯磨きの方法をまずご両親に伝えます。子どもが自分で歯を磨くようになっても、磨き残しをなくすため、その後に必ず仕上げ磨きをしてあげてください。

子どもの歯を磨こうとすると、必ず抵抗されますので、床に座って両足の間に子どもを寝かせて、子どもの両腕を、親の両脚でそれぞれしっかりと抑え込みます。そして、親のお腹の辺りに子どもの頭を置き、真上から子どもの歯を観察しながら磨いてあげます。子どもはとにかく嫌がりますから、泣かれても抵抗されてもひるまずに、しっかりと口を開けさせて、歯の汚れを落としてあげてください。

歯磨きをするタイミングは毎食後が望ましいですが、最低1日2回、朝食後と夕食後に必ず磨くようにします。それだけでも、虫歯になる確率はものすごく下がるという調査結果があります。歯ブラシはヘッドの小さい子ども用のものを使用してください。歯磨き粉は、虫歯を予防する働きのあるフッ素入りのものを使いましょう。なお、歯磨き粉の適切なフッ素濃度や使用量は年齢によって異なります。詳しくは後述します。

仕上げ磨きは、小学4年生まではしてあげてください。小学2年生くらいになると、「もう自分でできるだろう」と歯磨きを本人任せにしてしまう親御さんもいますが、小学生のうちは、子ども自身で歯磨きを管理することはなかなかできません。特に小学4年生までの朝・晩の歯磨きは、親が責任を持って仕上げ磨きを行ってください。そうすれば、子どもが虫歯になる可能性は限りなく少なくなるでしょう。

フッ素入りの歯磨き粉の普及や、正しい歯磨きの方法が啓蒙されてきたこともあり、虫歯がある子どもの割合は、厚生労働省の「歯科疾患実態調査（令和4年度）」によると、年々減少傾向にあります。しかし、その一方で、虫歯のある子どもは一定数存在します。中には、口の中が虫歯だらけの子どももいます。

多数の歯で同時に急速に進行する虫歯のことを「ランパントカリエス」と言います。ランパントカリエスに特になりやすいのは、普段から糖分の入った甘い飲み物を飲んでいる子どもです。こうなってしまうのは親の怠慢であり、現在では子どもへの虐待（ネグレクト）に当たる可能性が高くなります。

10歳までの間は、子どもの虫歯予防は親の責任です。1日最低2回、フッ素入り歯磨き粉を使って仕上げ磨きをしてあげることで、子どもを虫歯から守りましょう。

「感染の窓」という言葉をご存じですか？

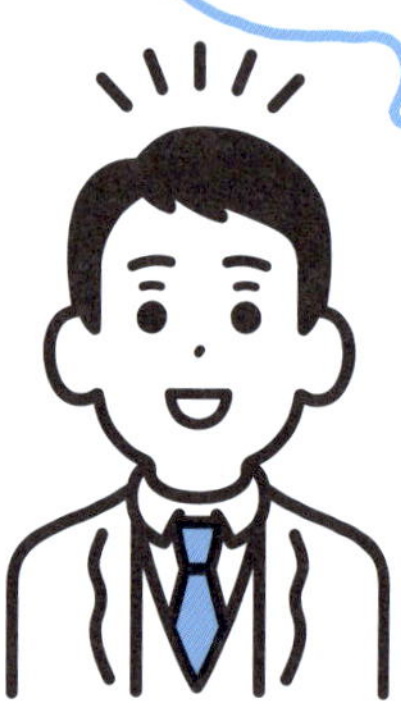

3歳まで虫歯に感染しなければ、成長過程で虫歯になる可能性は4分の1

虫歯は、虫歯の原因となる細菌と飲食回数、ブラッシング、フッ化物の利用これらのバランスが崩れると起こります。

したがって、虫歯のある人の口の中には多かれ少なかれ虫歯菌が存在します。

そして最近の研究では、歯面表層に定着するとされているミュータンス菌が、歯が生えていない乳児の舌からも同菌のＤＮＡが見つかり、粘膜表面にも定着する可能性があるということがわかりました。

一般的には「歯がない時期だから、虫歯の原因菌が定着することはない」と考えられますので、あまり神経質になる必要はありません。

しかし、歯が生え始めると歯の表面が虫歯菌の「巣」となり細菌が棲みつきやすくなります。そのため、これからお話する「感染の窓」についてはよく理解しておきましょう。

赤ちゃんは生後5〜6カ月頃から歯が生え始め、2歳半頃までには全ての乳歯が生えそろいます。全て生えそろうと合計20本になります。

この時期のうち、生後19カ月（1歳7カ月）〜31カ月（2歳7カ月）の時期は、「感染の窓」が開く時期と言われています。この頃の赤ちゃんの口の中は、乳歯が生えそろう前の不安定な状態で、虫歯菌が定着しやすい時期と考えられています。虫歯菌が定着する割合は、生後19カ月で25%、31カ月で75%というデータがあります（Coufield.P.W1993）。自治体で行われる1歳半健診や3歳児健診でも、「感染の窓」が開く時期に虫歯菌への感染を防ぐために歯科検診が行われています。

口の中の細菌のバランスは、3歳までに決まります。そのため、それまでに虫歯菌に感染すると、虫歯菌の生息しやすい口内環境となり、虫歯になりやすい子どもに育ってしまいます。逆に、3歳まで虫歯菌の感染を防ぐことで、口の中の細菌バランスを整えることができ、その結果、虫歯菌が生息しにくい環境にすることができます。実際に、3歳までに虫歯が1本でもあった子どもと虫歯がなかった子どもとで、その後の虫歯になる可能性を比較調査したデータでは、3歳までに虫歯がなかった子どもが虫歯になる可能性は、虫歯があった子どものわずか4分の1でした。したがって、3歳までは、虫歯に感染させないようにすることが重要です。

元々虫歯菌のない子どもは、どうやって虫歯菌に感染するのでしょうか。一般的には、両親や祖父母などがスキンシップをしたり食べ物や飲み物を与えたりする際に、唾液を介して菌が移ることが多いと言われています。しかし、虫歯予防のための対策をしっかり取れば、菌が子どもに定着することは避けられます。

それよりも、3歳までに虫歯になる子どもは、食生活に問題があることが多いです。例えば、常にお菓子を食べていたり、スポーツドリンクやジュースなど糖分の入った飲み物を飲んでいたりする「ながら食べ」は、虫歯菌の繁殖を促します。このようなながら食べをさせず、朝・晩の歯磨きを徹底することで、虫歯を予防することができます。

なお、「感染の窓」はさらにもう2段階あります。「6歳臼歯（第一大臼歯）」が生えてくる時期と、6歳臼歯よりもさらに奥に「12歳臼歯（第二大臼歯）」が生えてくる時期です。いずれの歯も、きちんと生えてくるまでは歯ブラシが届きにくいため、注意が必要です。

3歳までに虫歯になってしまったら、もう手遅れでしょうか？

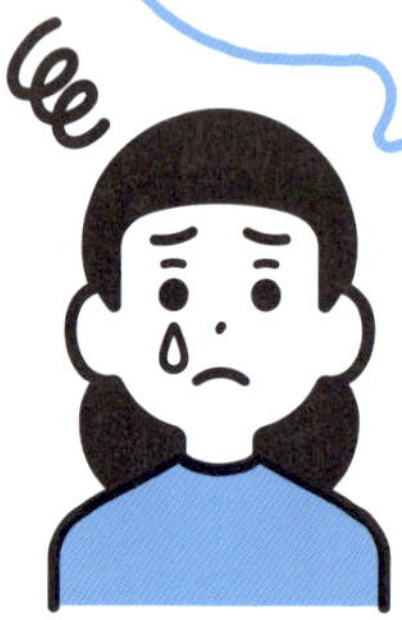

乳歯で虫歯になっても安心、永久歯で虫歯にならなければ結果OK

前節で「虫歯予防は3歳までが肝心」という話をしました。もし既に虫歯になってしまった子どもの両親が読んだら、こんな質問が聞こえてきそうですが、安心してください。もし3歳までに虫歯になってしまったとしても、決して手遅れではありません。なぜなら、3歳までの歯は、まだ乳歯だからです。

乳歯は6歳から7歳くらいにかけて抜け始め、永久歯に生え替わります。そのため、もし乳歯が虫歯になってしまったとしても、その歯は抜けてしまいます。虫歯菌は口の中に残りますが、永久歯に生え替わるタイミングで、フッ素入り歯磨き粉を使ってしっかりと歯磨きをすれば、虫歯菌の酸によって歯が溶ける「脱灰」よりも、溶けた歯を修復する「再石灰化」が優位な状況を作ることができ、虫歯にならない永久歯が生えてきます。

たとえ口の中が虫歯だらけの「ランパントカリエス」のような状態であっても、永久歯に生え替わるタイミングでしっかり歯磨きをして虫歯菌をコントロールできれば、永久歯が虫歯になることはありません。永久歯が虫歯にならなければ、問題はありません。

乳歯の虫歯には、知っておきたいポイントがいくつかあります。乳歯の虫歯は黒くならずに白いことが多く、やわらかいため進行が早くなります。また、子どもは痛みの感覚が十分に発達していないため、痛みがあっても気づきにくい傾向があります。乳歯に虫歯ができやすいのは、奥歯の歯と歯の間です。磨き残しが生じやすく、見えにくいため虫歯ができても気づきにくい部分です。

もし乳歯が虫歯になってしまった場合、治療方法は2つあります。1つは、虫歯を削ってプラスチックや銀歯などの詰め物をする外科的処置。もう1つは、虫歯の進行を遅らせる薬を塗る予防的処置です。乳幼児は治療を嫌がってなかなかじっとしていられず、外科的処置が難しい場合が多くあります。無理に治療しようとすれば、子どもに恐怖心を与えてしまいます。このような場合は予防的処置を取り、「サホライド」という薬を患部に塗り、虫歯の進行を抑制します。サホライドの主成分はフッ素と銀の化合物（フッ化ジアンミン銀）で、歯の修復を促すとともに殺菌する作用があります。ただしサホライドには、塗ると銀の成分が酸化するため歯が黒く変色する（**図35**）、味が苦いといったデメリットがあります。また、サホライドを塗ったからといって虫歯が完全に進行しなくなるわけではありません。

サホライドはあくまでも虫歯の進行を遅らせるという使い方で、定期的な塗布も必要になります。サホライドで進行を遅らせた虫歯は子どもがきちんと上手に歯科医院のチェアに座れるようになったタイミングで虫歯を削って詰める外科処置へ移行すると良いでしょう。または乳歯と永久歯の交換期であれば抜けて永久歯に生え替わるのを待つのも手です。

図35　サホライド塗布後

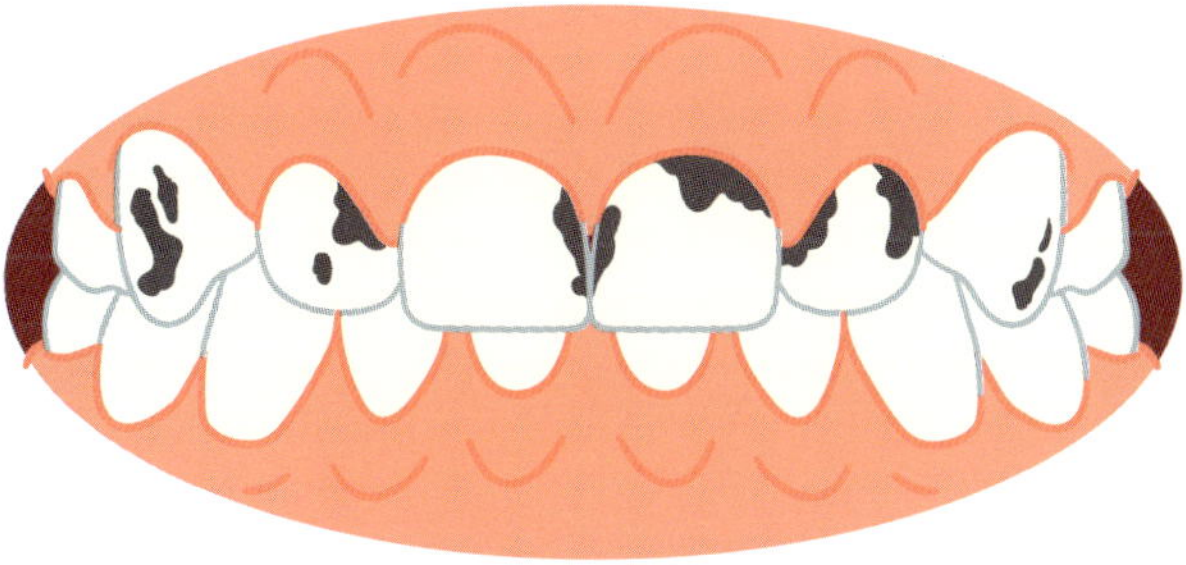

サホライドを塗布すると歯は黒くなります。
虫歯の進行を遅らせることが可能です。

乳歯が虫歯になった時は、歯科医師と相談し、外科処置か予防的処置のいずれかを行った上で、フッ素入りの歯磨き粉で歯磨きをして虫歯の進行を防ぎます。また、定期的に歯科医院で虫歯の状態を診てもらいながら、永久歯に生え替わるのを待ちます。

親が食べ物を咀嚼して子どもに口移しで与えると、虫歯菌が移る？

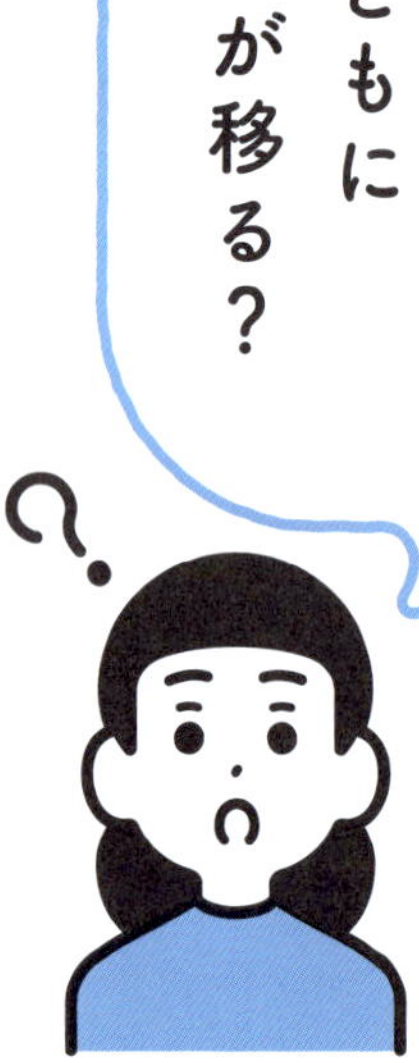

都市伝説？　口移しは虫歯菌が移るって本当なの？

　そんな意見をインターネット上などでたくさん目にしますが、正しい知識が一般に浸透していないというのが私の意見です。確かに、口移しをすれば、微量の細菌が移る可能性はあります。しかし、きちんと歯磨きをすれば落とすことができるので、口の中に停滞することはありません。よほど大量の唾液を与えたりしない限り、虫歯菌が子どもの口の中に定着することはありません。

　ですから、「チュッ」と軽くキスするくらいで虫歯菌は定着しませんし、同じスプーンを共有した程度で、すぐに虫歯になることはありません。

そもそも、子どもを細菌に全く感染させないようにすること自体が難しいでしょう。口移し以外にも、食事中に食器を共有することはよくあることですし、他の子どもと一緒に遊んでいる時におもちゃを舐めてしまい、他の子どもの虫歯菌に感染することもあり得ます。

子どもの虫歯予防のために、むしろ注意したいのは、いつも甘いお菓子を食べたり、スポーツドリンクやジュースを飲んだりする「ながら食べ」です。ながら食べは虫歯菌に栄養を与え繁殖させ、虫歯になりやすくします。ながら食べをして、歯磨きもしないような状況であれば、キスやスプーンの共有で微量の虫歯菌が移っただけでも虫歯になってしまうかもしれません。

このように、虫歯は必ずしもキスやスプーンを介して起こるわけではありません。直接の原因は、歯磨きをしないことです。歯磨きをしなければ、虫歯菌が停滞してしまうため、それによって虫歯が発症するというメカニズムです。

子どもにとって、キスなどのスキンシップは大切なものです。キスをたくさんしてあげると、「幸せホルモン」や「愛情ホルモン」と言われる脳内物質のオキシトシンが分泌されます。オキシトシンには、幸福度を高める、心を安定させる、ストレスに強くなる、体の成長を促す、記憶力がよくなり学習能力が向上する、親子の絆を深めるといった、さまざまな効果があると言われています。私も、キスは「愛しているよ」というサインだと思っているので、子どもにはたくさんキスをしてあげています。どれだけキスをしても、1日2回の歯磨きさえしっかりとしていれば問題ありません。子どもはもちろんのこと、親も歯磨きをしっかりすることで、子どもの虫歯のリスクをさらに下げることができます。

子どもには、きちんと歯磨きをしてあげた上で、愛情たっぷりのスキンシップをたくさんしてあげましょう。

夜中に「喉が渇いた」という子どもに、甘い飲み物を与えていませんか？

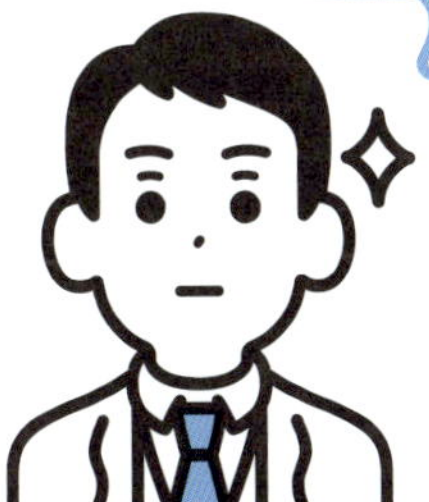

実は危険！　スポーツドリンクは「虫歯になってください」と言っているような飲み物

子どもが虫歯にならないように、食べ物に注意している親は多いです。しかし、見落としがちなのが飲み物です。最近では、子どもに水の代わりにスポーツドリンクやジュースを飲ませている家庭もあるようです。しかし、夜、子どもに歯磨きをさせた後に、スポーツドリンクやジュースを飲ませてはいけません。なぜなら、これらの甘い飲み物は〝糖分の塊〟のようなもので、それを子どもに与えることは「虫歯になってください」と言っているようなものだからです。

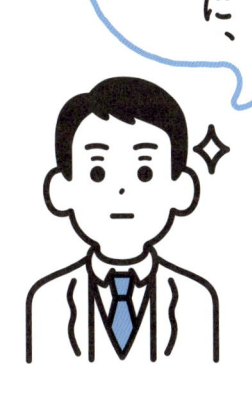

言うまでもないですが、虫歯の原因となる歯垢（プラーク）は、虫歯菌の餌である糖質を分解することによって作られます。そのため、糖分の多い食べ物や飲み物を摂取すると歯垢（プラーク）が蓄積されやすく、虫歯のリスクが高まります。夜中にスポーツドリンクを飲ませることは、夜中に砂糖を与えていることと同じであり、そのままにしておけば当然虫歯になってしまいます。

加えて、子どもの糖分の取り過ぎにも注意が必要です。1つは肥満につながることです。取り過ぎた糖分はエネルギー源として消費されず、中性脂肪に変化して体内に蓄積されます。また、糖分の取り過ぎでお腹が満たされてしまうと、食事の量が減って必要な栄養素を取れなくなってしまいます。さらに、幼少期から糖分を取り過ぎると、甘いもの好きになる可能性が高まり、将来糖尿病など生活習慣病のリスク要因になります。

500mlのペットボトル1本に含まれる糖分は、一般的なスポーツドリンクで約20〜30g、ジュース（清涼飲料水）では約30〜50gとされています。世界保健機関（WHO）が2015年に発表したガイドライン「成人及び児童の糖類摂取量」では、成人及び児童の1日当たりの糖類摂取量を、エネルギー総摂取量の10％未満に減らすことをすすめており、さらに5％まで減らして1日25g（ティースプーン6杯分）程度に抑えれば、健康効果が増大すると指摘しています。これに照らせば、500mlのスポーツドリンク1本でほぼ1日分、ジュースなら1日分以上の糖分を摂取することになります。他に食事や間食などでも糖分を摂取していることを考えると、スポーツドリンクやジュースの飲み過ぎには注意が必要です。

子どもの成長を考えても、食生活に影響を与えるため、糖分の与えすぎは良くありません。子どもの健康のためには、子どもに与える飲み物は水やお茶など、糖分を含まないものにすべきでしょう。

うちの子はずっと「ながら食べ」ばかり……

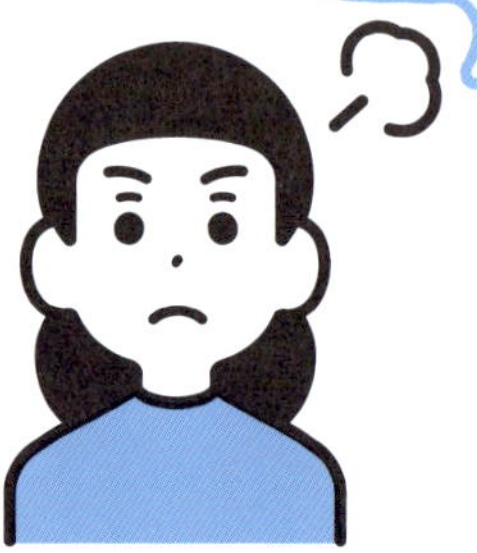

思春期や小学校に入ると「間食」で虫歯リスクが急上昇

子どもは学校に通うようになると、友達と買い食いをしたり、運動中にスポーツドリンクを飲み続けたりするなど、常に糖質を摂取し続ける可能性が高まります。こうした「ながら食べ」をしていると、虫歯になる可能性が一気に高まります。

そもそも虫歯とは、ミュータンス菌などの虫歯原因菌が出す酸によって、歯が溶ける症状のことです。食事の後に歯磨きをしないと、歯に汚れが溜まって歯垢（プラーク）になります。ミュータンス菌は、この歯垢（プラーク）を餌にして酸を出します。その酸によって歯が溶け出す現象を「脱灰」といいます。しかし、その後、何も食べない状態が続くと、唾液によって歯を元の状態に修復する「再石灰化」が進み、虫歯になるのを食い止めることができます。

この時の口の中のpH値（酸性かアルカリ性か）の変化を表したグラフが、（図36）の「ステファンカーブ」です。図のように、食事を取ると口の中は脱灰によって酸性に傾きますが、食事をしていない時は、唾液が歯の再石灰化を促し、アルカリ性へと傾きます。

しかし、食事と食事の間に取る「間食」の回数が増えると、再石灰化がなかなか進まず、脱灰の時間が長くなることで、（図37）のように虫歯が発生しやすくなります。その最も悪い状態がながら食べです。

ながら食べをしていると、口の中は、虫歯菌にずっと餌を与え続けているような状況になります。そうすると、口の中の状態（pH）が酸性に傾き続け、ずっと酸にさらされている状態になるため、虫歯になりやすいのです。虫歯を避けるには、間食の回数をできるだけ減らして、脱灰の時間を短くし、再石灰化の時間を長くする必要があります。

図36　一般的な食生活のステファンカーブ

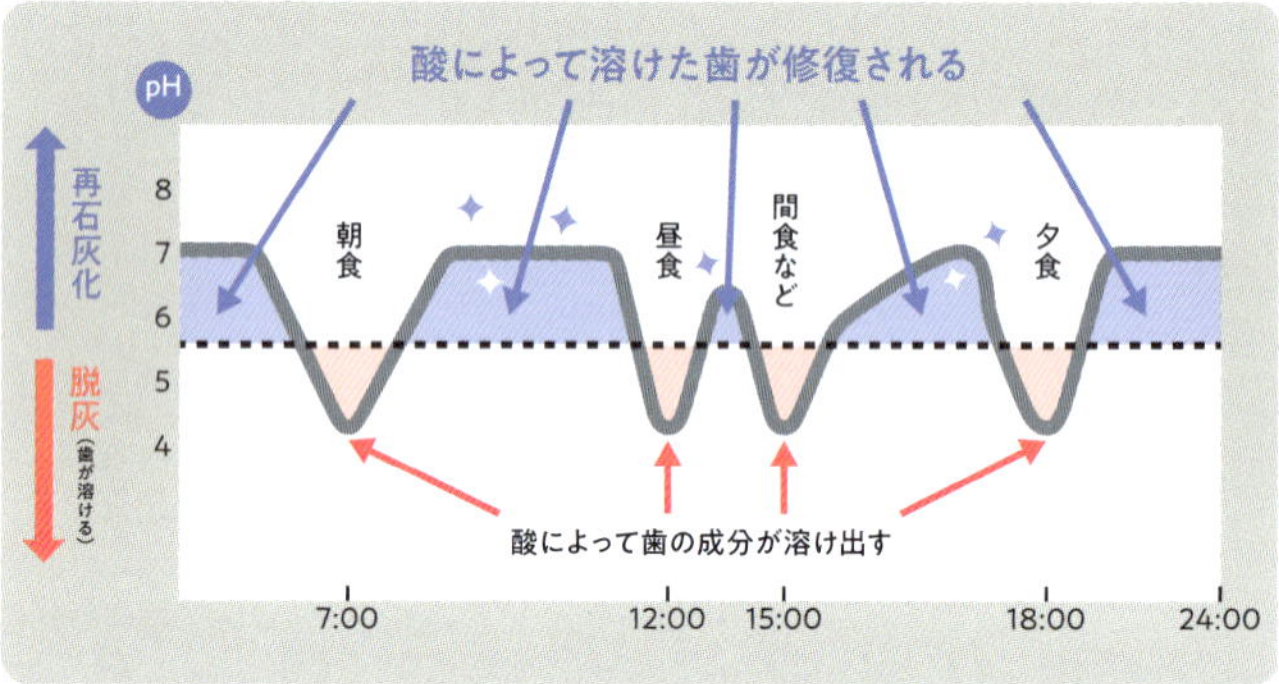

ながら食べを最もしやすいのが中学生や高校生です。仕上げ磨きの期間が終わって親の手を離れているため、歯磨きも本人次第です。そのため、きちんと歯磨きをせず、口の中を酸性に傾いた状態のままにしておくと、たちまち虫歯になってしまいます。親としては、そのリスクをきちんと子どもに伝えておく必要があります。

子どもが間食しやすい時期に虫歯を防ぐには、脱灰の原因となる食べ残しをしっかり除去し、歯磨き粉に含まれるフッ素の力で再石灰化を促すことです。そのためには、毎日最低2回、朝食後と夕食後にしっかりと歯を磨くことが大切です。そうすれば、昼食や間食を取って多少

図37　ながら食べのステファンカーブ

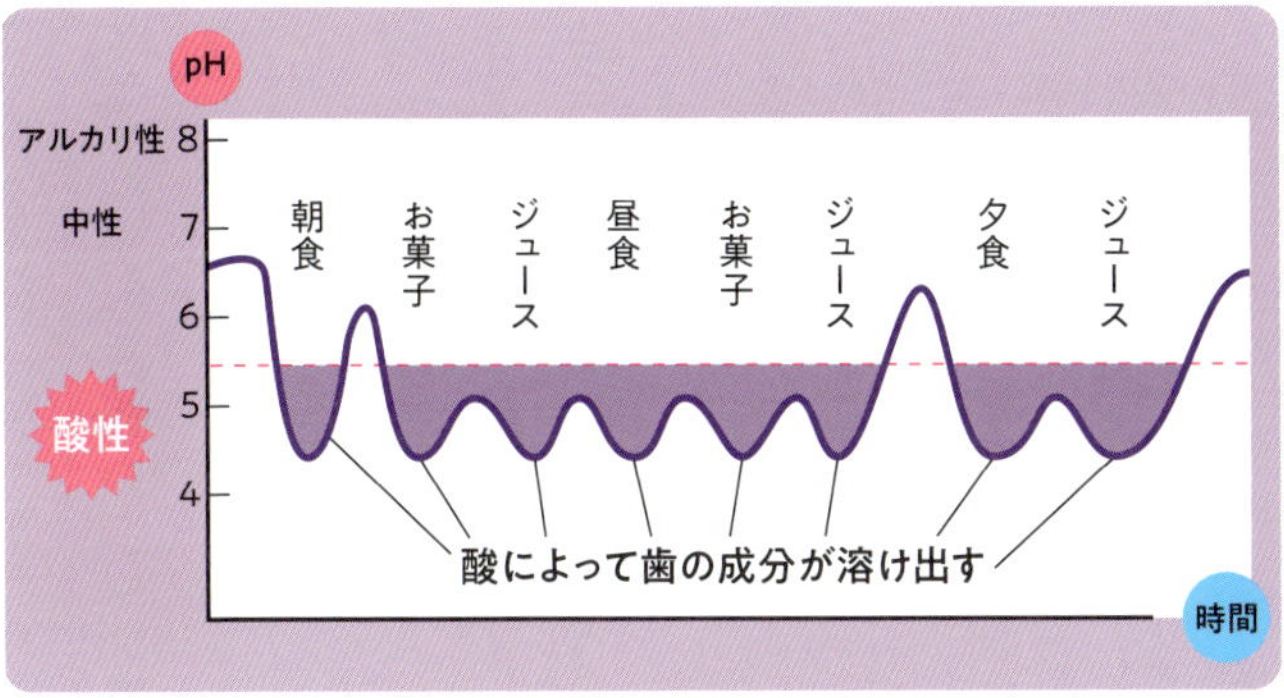

酸性が高まったとしても、夕食後の歯磨きでリセットされるため、虫歯になりにくいでしょう。

子どもには、どんな歯磨き粉を使ったら良いでしょうか？

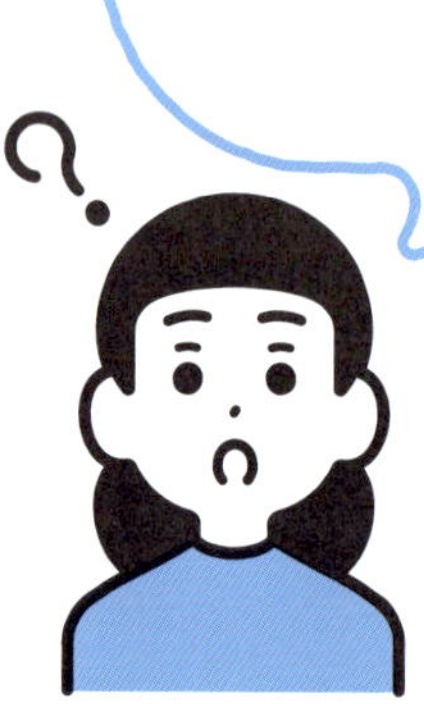

虫歯予防の特効薬！　フッ素入り歯磨き粉やフッ素洗口剤を使う

来院された患者さんから、こんな質問を受けることがよくあります。その際に私が必ずおすすめするのは、フッ素入りの歯磨き粉です。現在は薬局で売っている市販の多くの歯磨き粉にフッ素が入っているため、入手しやすくなっています。

フッ素には、虫歯を予防する働きがあります。具体的には、細菌の歯を溶かす能力を弱め、唾液の再石灰化の働きを促進し、さらに歯質を強化して酸への耐性を向上させます。そのため、虫歯予防には、1日2回、フッ素入りの歯磨き粉を使った2分間の歯磨きが有効です。すすぎをしすぎず、口の中にフッ素を残すことがポイントです。ペットボトルのキャップ程度の水で泡を吐き出さずに、1回30秒軽くすすぐ程度がおすすめです。

少しの水ですすぐため、適量のフッ素がうがい後の口の中に残ってくれます。

余談ですが、虫歯予防で世界的に有名なのはスウェーデンと言われています。スウェーデンではドラッグストアでも歯医者さんで扱うような高濃度フッ素配合の歯磨き粉を売っています。恐らく国民へのフッ素教育がしっかりと行き届いていて、定期的に自宅でも高濃度のフッ素を塗布しているのだと思われます。

フッ素入り歯磨き粉には、年齢に適したフッ素濃度と使用量があります。歯が生えてから2歳までは、フッ素濃度900〜1000ppmの歯磨き粉を使い、使用量は米粒程度。3〜5歳は同じくフッ素濃度900〜1000ppmの歯磨き粉を使い、使用量はグリーンピース（5㎜）程度。6歳以上はフッ素濃度1400〜1500ppmの歯磨き粉を使い、使用量は歯ブラシ全体（1・5〜2㎝）程度です（**図38**）。

日本では、歯磨き粉に配合されるフッ素濃度の上限は、2017年にそれまでの

1000ppmから1500ppmに引き上げられました。5歳まではフッ素濃度900～1000ppmの歯磨き粉を使用する必要がありますが、6歳以上であれば大人と同じフッ素濃度の歯磨き粉を使用して構いません。フッ素濃度は歯磨き粉のパッケージに記載されていますので、購入前に必ず確認してください。5歳までに適したフッ素濃度の低い歯磨き粉は、ドラッグストアには置いてない可能性があります。その場合は歯科医院で購入することができます。子どもの年齢に適したフッ素濃度・使用量の歯磨き粉を使うようにしましょう。

また、歯磨き後は2時間は食事や糖分の入った飲み物は避けた方が良いです。

虫歯リスクの高い子どもには、歯磨きの後にフッ素洗口剤でのうがいを組み合わせると良いでしょう。また、昼食後など、歯磨きができない時にフッ素洗口剤でうがいをするのも効果的です。なお、フッ素洗口剤は飲み込むと体によくないため、子どもがうがいできるようになってから使用してください。

「フッ素は有害ではないか」と心配する人もいます。フッ素に毒性があるのは確かですが、体内にも存在し、多くの食品にも含まれているミネラル成分の1つです。歯

図38　年齢とフッ素歯磨き粉の目安量

年齢	使用量	使用方法
歯が生えてから2歳まで	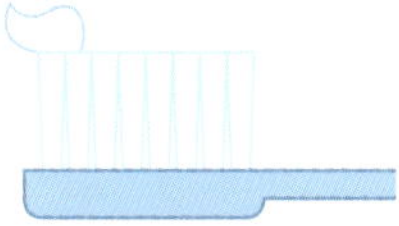 米粒程度 (1~2mm 程度) 1000ppm (900~1000ppm)	●就寝前を含めて1日2回の歯磨きを行う ●1000 ppmF の歯磨材をごく少量使用する。歯磨きの後にティッシュなどで歯磨剤を軽く拭き取ってもよい ●歯磨剤は子どもの手が届かない所に保管する ●歯磨きについて専門家のアドバイスを受ける
3~5歳	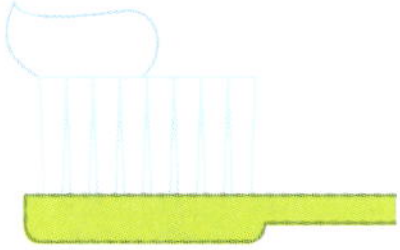 グリーンピース程度 (5mm 程度) 1000ppm (900~1000ppm)	●就寝前を含めて1日2回の歯磨きを行う ●歯磨きの後は、歯磨剤を軽くはき出す。うがいをする場合は少量の水で1回のみとする ●子どもが歯ブラシに適切な量をつけられない場合は、保護者が歯磨剤を出す
6歳~ 成人・高齢者	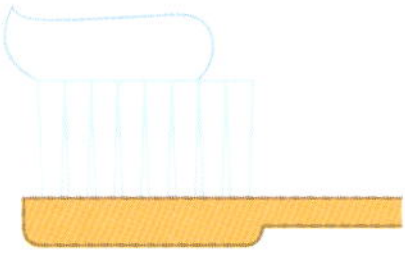 歯ブラシ全体 (1.5cm ~ 2cm 程度) 1000ppm (1400~1500ppm)	●就寝前を含めて1日2回の歯磨きを行う。 ●歯磨きの後は、歯磨剤を軽くはき出す。うがいをする場合は少量の水で1回のみとする。 ●チタン製歯科材料が使用されていても、歯がある場合はフッ化物配合歯磨剤を使用する。

磨き粉を1本丸ごと飲み込むくらい大量に摂取しない限りは、体に害を及ぼすことはありません。そのような特殊な状況をリスクとして捉えるよりも、虫歯を予防できるフッ素を習慣的に用いることで、子どもが虫歯になりにくい状況を作ってあげることの方が大切ではないでしょうか。

1日2回、2分以上、歯磨き後は糖分を含む2時間飲食をしないのがポイントです。

2+2+2という、2という数字を頭に入れておいてください。

子どもの歯磨きは、1日3回、食後にきちんと行った方が良いでしょうか？

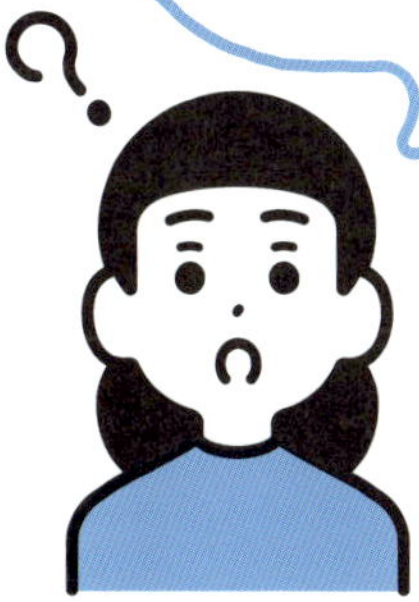

1日最低2回歯を磨けば健康をキープできる

そんな質問が寄せられることもよくあります。虫歯の原因になるのは食事後の食べかすや糖分ですから、毎食後の歯磨きは理想的ではありますが、実際にやろうとすると大変かもしれません。

子どもの虫歯を予防するためには、1日最低2回2分、継続的にしっかりと歯を磨けば歯の健康を維持できます。1日2回未満の歯磨きは、1日2回以上の歯磨きより虫歯を増加させるというデータもあります（Gibson S, Williams S. Dental caries in pre-school children: associations with social class, toothbrushing habit and consumption of sugars and sugar-containing foods. Further analysis of data from the National Diet and Nutrition Survey of children aged 1.5–4.5 years. Caries Res. 1999;33:101–13. pmid:9892777)。

歯磨きのタイミングは就寝前と起床後です。なぜかというと、睡眠中は唾液の出る量が少なく、虫歯菌が最も繁殖しやすいからです。そのため、就寝前にはしっかりと歯を磨いて口の中を清潔にしておきます。そうすれば虫歯菌の活動を抑えられます。もし、夕食後に歯を磨いて、その後寝るまで何も口にしないのであれば、寝る前に磨く必要はありませんが、歯を磨いた後に何か口にした場合は、必ずもう一度歯を磨いた方がいいでしょう。そして起床後は、寝ている間に菌が繁殖した口の中を朝食後に歯磨きできれいにします。朝は慌ただしくて大変かもしれませんが、子どものためにも頑張りましょう。

繰り返しになりますが、小学4年生までは親が仕上げ磨きをしてあげてください。「3年生になったんだから、自分でちゃんと歯を磨きなさい」などと言って本人任せにしてはいけません。小学4年生までは、子どもの歯磨きは親の責任と心得ましょう。

図39　歯磨きの正しい順序

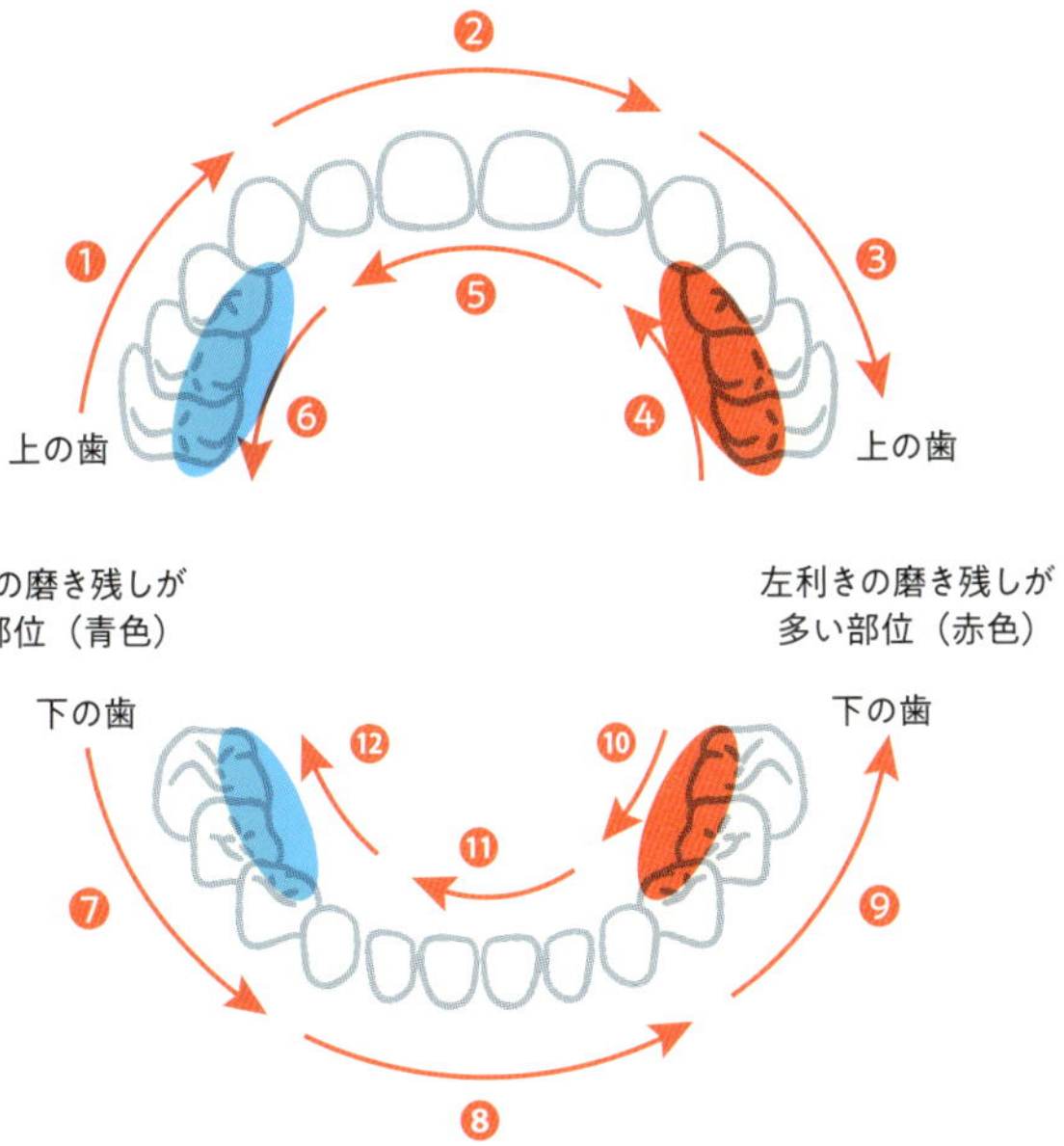

それと同時に、歯科医院で子どもに歯磨きの正しい方法を学ばせて、5歳以降は自分できちんと歯を磨けるように指導してあげてください。そのためには、正しい歯磨きのやり方を指導してくれる歯科医院を見つけておく必要があります。

歯磨きには正しいやり方があります。歯ブラシは子どもの歯の状態に合ったものを使いましょう。何も考えずにただゴシゴシと磨くだけでは、必ず磨き残しが出てしまいます。上の歯の表・裏、下の歯の表・裏を順番に一通り磨くことが大切です（図39）。また、歯ブラシの動かし方は、大きくゴシゴシ動かしても実は十分に磨けていません。小刻みにブラッシングをすることがポイントです。

最近では、子どもに正しい歯磨きの習慣を身につけさせるために、電動歯ブラシとスマートフォンのアプリを連携させ、ゲーム感覚で楽しみながら正しい歯磨きの方法を学べる商品もあります。こうしたツールを利用するのも、子どもに歯磨きを動機づけさせる1つの方法でしょう。

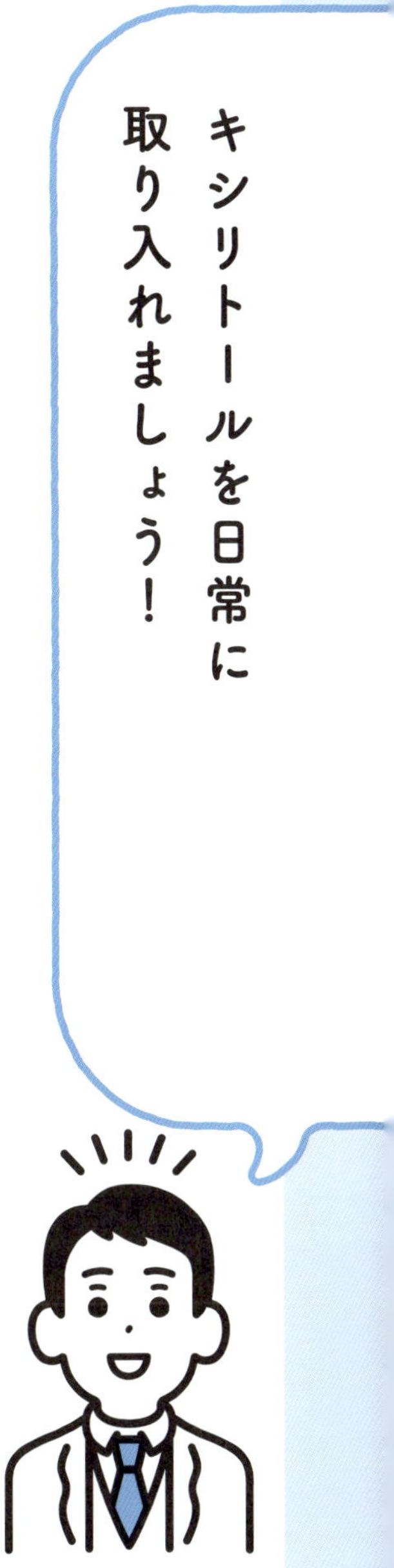

虫歯予防先進国・フィンランドから発信!
虫歯予防のための食後の習慣キシリトール

口腔の健康を保つ手段として最も重要なことは前述した4つの手段、

①歯をきれいに磨く(ブラッシング)
②フッ化物配合歯磨き剤やジェルを上手に使う(フッ化物の応用)
③発酵性の食品(スポーツドリンクやジュースなど)が口に中にとどまる時間を短くする(正しい食生活)
④これらの手段がきちんと家庭で行われているかチェックする(定期的歯科健診)

です。

これらの手段を基盤とした日常生活にもう1つ「追加型の虫歯予防」と呼ばれているキシリトールを取り入れた虫歯予防法をご紹介しましょう（参考文献：日本フィンランド協会むし歯予防研究会ウェブサイト）。

キシリトールは天然の甘味料で自然界では多くの果実や野菜に含まれます。例えばイチゴには乾燥重量の100g中に約360mgのキシリトールが含まれています。また肝臓でも1日に15g産生されています。

そしてキシリトール、ソルビトール、マルチトールなどをはじめとする糖アルコールと呼ばれるものは、砂糖や他の糖類とは異なり、虫歯の原因になりません。なぜなら、糖アルコールからは、口の中で歯を溶かすほどの酸は作られないからです。厳密にいうと、ソルビトールやマルチトールからは少量ですが歯垢（プラーク）中でわずかな酸ができますが、キシリトールからは酸は全くできません。また、キシリトールの方が甘みが強いので、その甘味により唾液も出やすくなり、お口の中がさらに虫歯にならない環境が作り出されるのです。

その他の糖アルコールとキシリトールの相違点として、①虫歯の原因となる酸を作らないこと、②歯垢（プラーク）の質が変わること、③虫歯菌の活動を弱めることが挙げられます。

キシリトール商品を日常生活にぜひ取り入れて、「おいしく、楽しく」虫歯予防をしましょう。

日常の取り入れ方としては次に挙げる4つの注意点を守っていただけると、さらに効果的です。1つ目はキシリトールを作用させるために長い時間お口の中にとどまるもの、ガムかタブレットをおすすめします。2つ目はキシリトール濃度が50％以上のものを選んでください。100％のものが歯科専売品として販売されていますので、虫歯予防を特に重要視したい方はキシリトールの濃度が高いほうが効果的です。3つ目は商品の裏面に成分表示表がありますので、「糖類0g」のものをお選びください。キシリトールが入っていても、他の虫歯を誘発する成分が入っていると虫歯予防効果にはなりませんので注意して商品をお選びください。4つ目は食べ過ぎないということです。成人だと5g〜10g、幼児から小児では1日1・5〜3gが1日当たりの摂取の目安です。キシリトールを含む糖アルコールは、腸で消化吸収されにくいという特性を持っています。体内では消化されにくい糖アルコールを頑張って消化しようと腸に水分が集められます。その結果、腸の水分が増加するため、お腹がゆるくなりやすいです。

そして虫歯予防効果を十分に発揮させるには、上記の条件を満たした商品を1日3回程度、3カ月続ける必要があります。虫歯になりやすい場合には、特に効果的と考えられます。

また虫歯の発症にかかわるミュータンス菌の感染予防には、お子さんの歯が生える少なくとも3カ月前から、母親をはじめとする子どもの周囲にいる人たちへのキシリトール使用を行うと、お口の細菌の環境が良好になり、お子さんへの虫歯への罹患を防ぐことができます。

第5章

真の予防歯科医療とは何か

蛇口を閉めず、あふれた水を拭いている状態――それが今の歯科医療

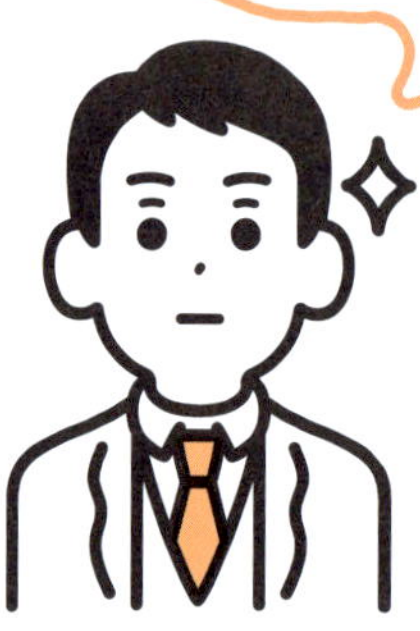

虫歯や歯周病を治療するのが歯医者ではなく、リスクをコントロールするのが真の歯医者

図40をご覧ください。洗面台からあふれて床にこぼれた水を、男性と女性が懸命に拭き取ろうとしています。しかし、水道の蛇口は開いたままなので、水はあふれ続けています。この絵を見て、皆さんはどう思いますか？

「なぜ床を拭く前にまず蛇口を閉めないのだろう？　このままでは、いくら拭き取っても水はあふれ続けるばかりなのに」

そう感じる人が多いのではないでしょうか。床が水浸しになっている原因は、水

図40　今までの歯科治療

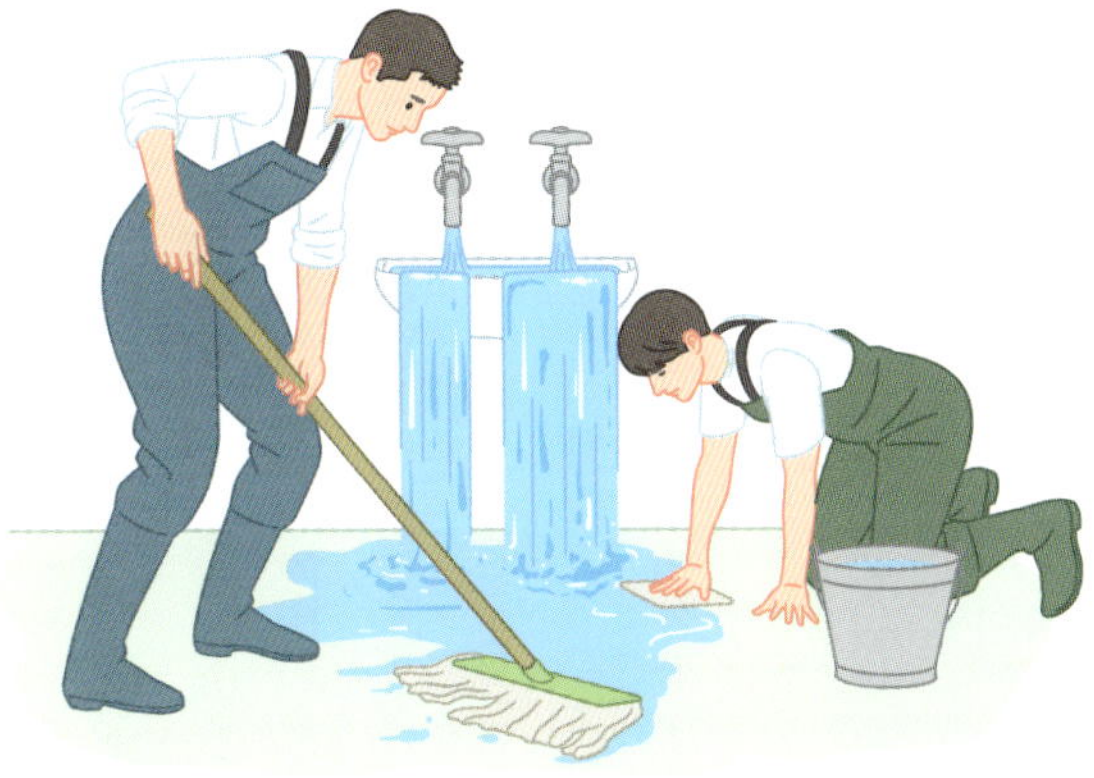

道の蛇口が開いていることです。この原因に対処しない限り、いくら床の水を拭き取っても、床が水浸しになるのを止めることはできません。つまり、この場合、床を拭き取る行為は、問題の原因を取り除くのではなく、目の前の状況に対処する「対症療法」に過ぎないということです。

実は、日本の歯科医院の多くが、この絵と同じようなことを行ってきました。

歯科医師が検査もしないで虫歯や歯周病の治療を行うことは、この絵で言えば、床を単純に拭き取って乾かすことです。永遠に治療が終わらないことに気づかれるかと思います。実際にいつまで治療を続けるのだろうと思うことはありませんか？

歯を喪失する二大原因は虫歯と歯周病ですが、蛇口から出る水を虫歯菌と歯周病菌だとしましょう。患者さん個々で虫歯菌の量の多い方、歯周病菌の量の多い方、いろいろな方がいます。まずはこの菌の数や種類を特定しないといけません。つまり2本の蛇口から出る水の量を検査することは、虫歯や歯周病にならないように予防処置をするのに非常に重要なことです。

受け皿の部分は患者さんによっては大きな受け皿の方もいれば、小さな受け皿の方もいます。つまり、患者さんによって虫歯になりやすい方もいれば、なりにくい方もいます。歯周病にもかかりやすい方と、かかりにくい方がいます。この受け皿の大きさが分からない状態で患者さん個々の虫歯と歯周病のリスクはわかるでしょうか？

日本の歯科医師は、ずっと対症療法である治療ばかりに力を入れ、その原因を取り除くための予防をおろそかにしてきたのです。歯科医師がしっかりとした予防の取り組みをせずに治療だけをしている限り、この絵のように、患者さんは虫歯や歯周病ができて治療する、治してもまた虫歯や歯周病ができて治療する……ということをひたすら繰り返すことになります。

日本の歯科業界は、「虫歯や歯周病をいち早く見つけて治療する」という「早期発見・早期治療」をずっとうたってきました。その背景には、病気の予防よりも治療を重視する、日本の公的医療保険制度の仕組みの問題があります。近年、日本でも虫歯や歯周病を未然に防ぐための「予防歯科」が重要視されるようになり、予防的な診療に対する保険の適用範囲は拡大しつつあります。それでも、虫歯や歯周病などの症状が出てからの治療でなければ十分な診療報酬が得られないという状況は変わっていません。そのため、予防より治療を重視する歯科医師が多くなってしまうのです。

しかし、患者さんの利益を第一に考えるのであれば、歯科医師は何よりもまず、虫歯や歯周病にならないための予防歯科に力を入れるべきです。患者さんの個々の歯のリスクを見極め、症状が出る前に予防してあげることが、歯科医師の最も大切な役割と言えます。

これからの歯科医療は患者さん個々のリスクを判断し、治療が必要にならないように予防治療を行う「早期予防」が何より大切になります。

歯科医の役割は、虫歯や歯周病を「治療」することだと思っていませんか？

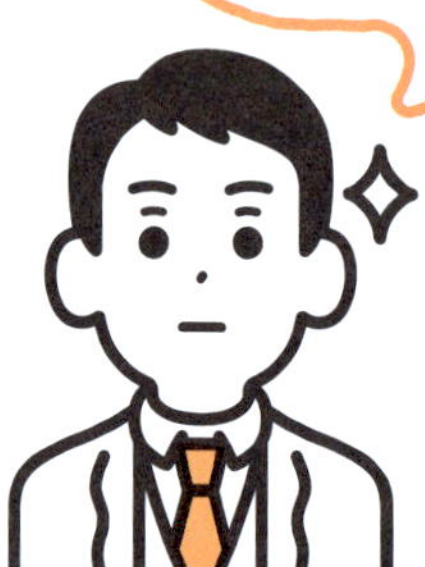

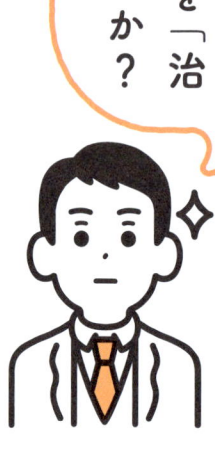

治療と予防は飛行機の両翼、最先端の予防歯科はリスクをコントロールする

虫歯や歯周病になったら治療が必要ですが、前節でも述べた通り、それは対症療法でしかありません。そもそも虫歯や歯周病にならないように、しっかりと予防することが大切です。しかし、症状が表れる前の歯や歯茎がどのような状態なのか、一般の人にはなかなか把握しにくいものです。また、虫歯や歯周病の予防には歯磨きなど自分でできることもありますが、それだけでは不十分で、歯石やバイオフィルムの除去といったプロの技術も必要になります。

図41　歯を失う理由、公財）8020推進財団、第2回永久歯の抜歯原因調査

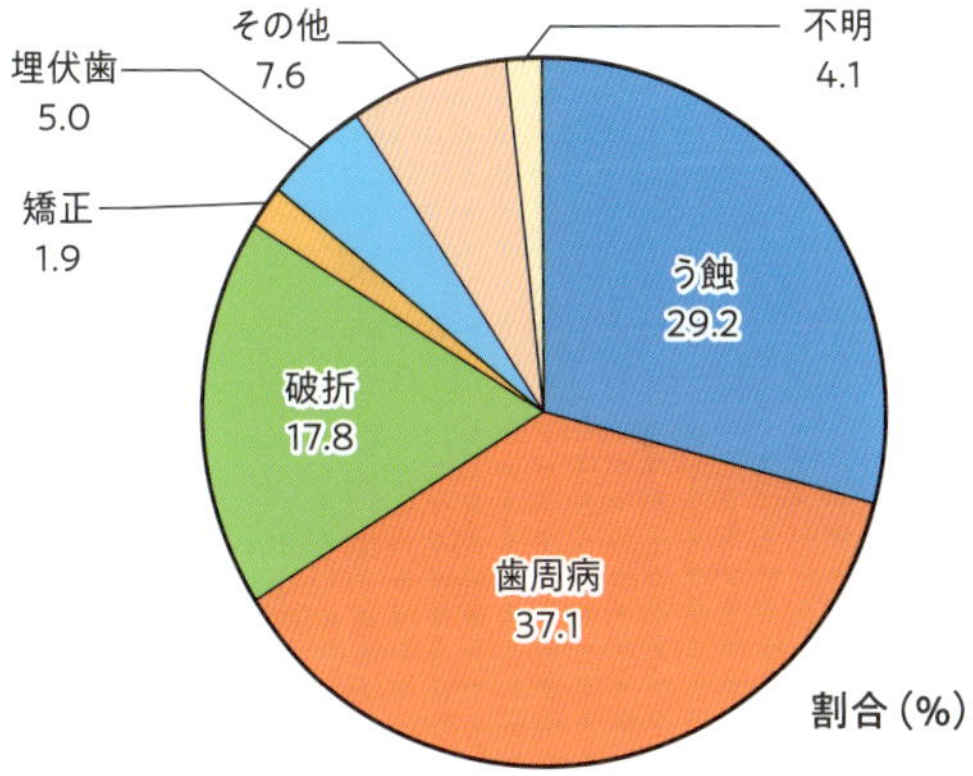

したがって、人々の歯や口の中の健康を守るために、歯科医師には治療だけでなく、予防のための医療技術や見解が求められます。人々が虫歯や歯周病にならないための予防を継続的にサポートし、それでもなってしまった時には治療を行う。このように予防と治療は、歯科医師にとって飛行機の両翼と言えます。治療しか行わない歯科医師は、人々が虫歯や歯周病になるのを、何もせずにただ待っているようなものです。

では、予防のためにはどのような取り組みが必要でしょうか。

私たちが歯を失う2大原因は、歯周

病と虫歯です。**図41**は抜歯の主な原因の割合を表したグラフですが、歯周病と虫歯が全体の3分の2を占めています。さらに3位の「破折」も、外傷で起こる破折は少なく、虫歯によって神経を取った歯に多いと考えられます。虫歯がひどくなると神経を取らなければいけなくなります。我々はよく活きた木と枯れた木を神経のある歯とない歯に例えています。枯れた木はポキっと容易に折れますが、活きた木はなかなか折れません。虫歯で神経を取ると、これと同じことが歯でも起きてしまいます。この破折も含めて歯周病と虫歯さえ予防できれば、歯が残る可能性は大いに高くなります。

歯周病と虫歯を予防するには、患者さん一人ひとりの虫歯や歯周病になるリスクを把握し、コントロールすることが大切です。口の中の環境には個人差があり、虫歯や歯周病になりやすい人もいれば、なりにくい人もいます。その上、生活習慣なども大きく関係します。一人ひとりの口腔内の傾向を把握した上で適切な予防をする必要があるのです。

そのため、当院では「メディカルトリートメントモデル」(MTM)と呼ばれる方法で予防歯科医療を行っています。メディカルトリートメントモデルでは、まず患者さんの歯や口の中の状況を詳しく検査します。具体的には初診時の口腔内写真撮影、全部位の細かいレントゲン撮影、精密歯周病検査、唾液検査などを行います。そして、得られたデータをもとに将来の虫歯・歯周病それぞれのリスクを評価します。その評価に基づき予防プログラムを立案し、患者さんへのアドバイスと継続的なメンテナンスを行っています。

人々の健康な歯を維持するためには、予防を基本とすることで、治療は最小限にとどめるのが、あるべき歯科医師の姿だと考えています。

歯のクリーニングに定期的に通うことが「予防歯科」だと思っていませんか？

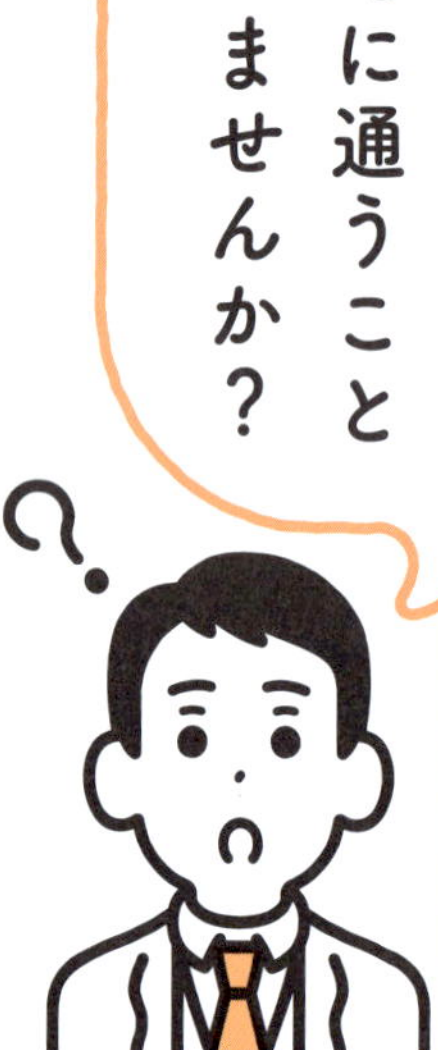

歯のクリーニングだけで定期的にメンテナンスに呼ぶ予防歯科は古い

最近、日本でも「予防歯科」という言葉が注目されるようになってきました。予防歯科とは、歯や口の中の状態を健康に保ち、虫歯や歯周病などを未然に防ぐためのものです。診療項目に予防歯科を掲げる歯科医院は増えてきていますが、同じ予防歯科という名称でも、その内容は歯科医院によってさまざまです。2～3カ月に一度、歯科医院に通ってクリーニングをしてもらうというのが、一般的な予防歯科のイメージかもしれません。しかし、それは予防歯科の本来の姿ではありません。

図42　12歳永久歯の一人当たり平均虫歯（う歯）など（12歳DMFT指数）都道府県別

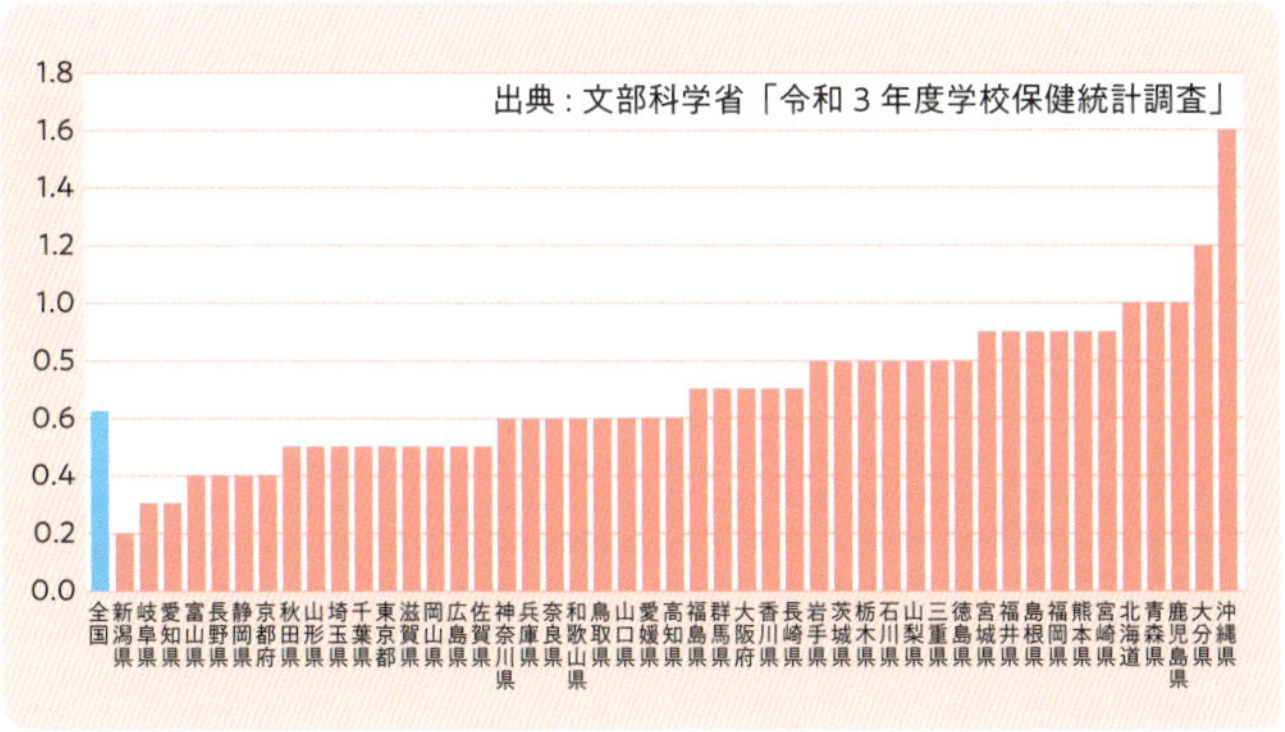

なぜなら、虫歯や歯周病のリスクは一人ひとり異なるからです。口内環境をきちんと調べてリスクを明らかにすれば、適切な通院頻度は患者さんによって変わってくるはずです。リスクの高い人であれば、定期的なクリーニングだけでなく、食事回数や普段の飲み物など、生活習慣の指導も重要になります。また、患者さんの生活状況を考慮する必要もあります。例えば、家族の介護で忙しい人、受験生、妊娠中の女性などは、口の中の状態が悪くなりがちです。そのような方はメンテナンスの頻度を上げる必要があるかもしれません。

虫歯のリスクは地域によっても変わっ

てきます。**図42**は12歳児一人当たりの虫歯の平均本数を都道府県別に比較したグラフです。全国平均は０・63本ですが、１位の新潟県は０・２本、最下位の沖縄県は１・６本となっており、地域によって大きな開きがあることがわかります。新潟県では１９７０年から虫歯予防対策として、虫歯予防に効果のあるフッ化物洗口（フッ化物水溶液を用いたうがい）を学校などで推進しており、20年以上にわたってトップを維持しています。一方の沖縄県の虫歯罹患率は、他県と比べて25歳未満の母親の割合が高いこと、第２子以降の割合が高いことなどが影響していると考えられています。「25歳未満の母親」「第２子以降」のいずれも統計上、子どもが虫歯になる確率が高いとされています。

これらを踏まえると、予防歯科は定期的なクリーニングを一律に行うだけでは十分とは言えません。一人ひとりの患者さんとしっかり向き合い、歯周病と虫歯のリスクやその人のバックグラウンドを把握した上で、それぞれに適したメンテナンスの計画を立てる必要があります。患者さんによっては、ある時期には通院頻度を高めたり、逆に間隔を開けたり、といった配慮が必要なケースもあるでしょう。

一般的に行われている予防歯科は、クルマに例えれば〝洗車〟を定期的にしているだけに過ぎません。それに対して真の予防歯科は〝車検〟をしているイメージです。しっかり点検して、オイルが足りなければ補充したりして、故障が起きないようにメンテナンスを行います。

初診ですぐに虫歯を削って詰め物をしてくれましたが……

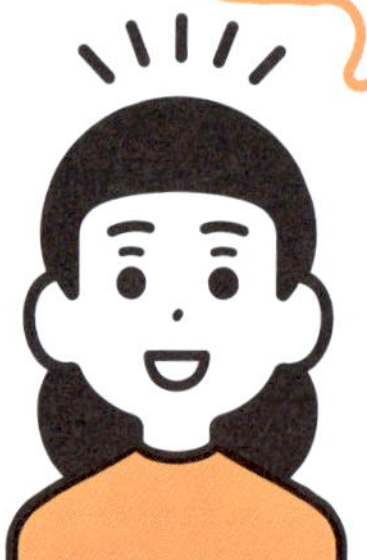

なぜ良い歯医者は初診でいきなり治療をせず、虫歯治療を開始するまでに2カ月かかるのか

虫歯が痛くて歯科医院に行った場合、このように、すぐに患部を削って銀歯やセラミックなどの詰め物や被せ物をする治療が行われるのが一般的です。こうした治療は1~2回程度の通院で済むため、患者さんにとってはありがたいかもしれません。しかし、長い目で見た場合、すぐに治療することは推奨できません。

もちろん虫歯があれば、まず痛みを取って虫歯が進行しないようにするための応急処置は必要です。しかし、詰め物や被せ物をするなどの本格的な治療をして歯を長持ちさせるためには、口の中が清潔で、歯肉が健康な状態である必要があります。例えば、歯周病で歯茎がブヨブヨしていたり、歯茎から血が出たりするような状態では、銀歯やセラミックなどの正確な型を取ることはできません。

そのため当院では、初診時に応急処置を行った上で、口腔内の写真撮影、口全体のレントゲン撮影、虫歯と歯周病の検査をして、歯と口の中の状態を確認します。そして次の診療の際に、検査結果をもとに患者さんごとにカスタマイズした虫歯と歯周病の予防プログラムを提案します。また、口の中をきれいにするため、歯石の除去を行い、さらに患者さん自身が歯磨きなど口腔内のケアを正しくできるように指導します。口の中を清潔に保つには、患者さん自身によるケアが欠かせないためです。

一定期間、患者さんにきちんと歯磨きをしてもらい、口の中の状態が改善し、歯茎の炎症が治まるのを待って、それから本格的な虫歯の治療を開始します。そのため、虫歯治療を開始するまでに、長い人では初診から2カ月くらいかかることがあります。

治療が済んだら、一人ひとりに沿った口の中のメンテナンス（プロフェッショナルケア）を継続的に行います。口の中を清潔に保つには、日常的な歯磨きなどのセルフケアに加えて、プロによる定期的なケアが欠かせません。虫歯と歯周病はどちらも「バイオフィルム」の中の細菌に感染して起こります。バイオフィルムとは、表面に付着した細菌の集合体のことで歯垢（プラーク）もその1つです。セルフケアだけで歯に付着した全てのバイオフィルムを除去することはできません。そのため、定期的に歯科医院に通い、バイオフィルムの除去や、口の中の状態をチェックするリスクアセスメントが必要なのです。

口腔内環境がきれいではない状態で虫歯治療をすると、せっかく治しても再び虫歯になってしまう可能性があります。健康な歯を長く維持するためには、すぐに治療するのではなく、なぜ虫歯や歯周病になったのかを考え、個々の患者さんの環境に合わせた治療とメンテナンスが大切なのです。

しっかりとした予防医療の概念がある歯科医院ではすぐに虫歯を削ることはありません。治療に入るまでにある一定の検査やケアを行ってくれるような歯科医院が、長期的に患者さんのことを考えている医院と言えると思います。

唾液には虫歯を治したり、予防する力があることをご存じですか？

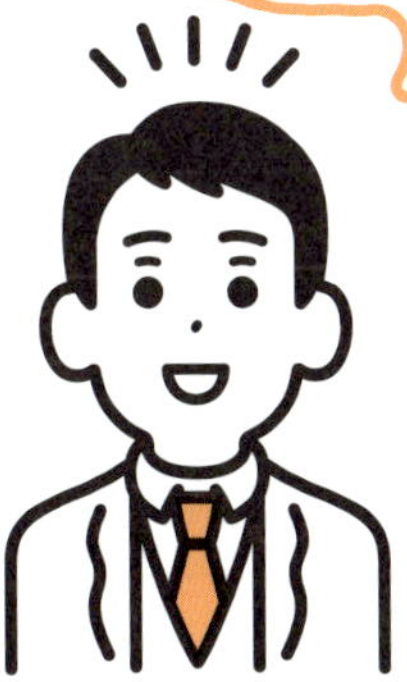

自分の唾液は虫歯を治す特効薬！ 各個人によって唾液の量、酸性度が違う

虫歯の原因となるミュータンス菌は、口の中で食べ物や飲み物に含まれる糖分を餌にして増殖します。その過程で酸を作り出すため、口の中が中性から酸性に傾きます。すると、歯の表面のエナメル質からカルシウムやリンが溶け出します。この状態を「脱灰」と言います。脱灰は虫歯の始まりですが、唾液には、この脱灰を食い止める働きがあります。唾液とはつばのことを指します。これが「再石灰化」です。酸性に傾いた口の中を中性に戻し、溶け出したカルシウムやリンを再び結晶化させて、歯

を修復します。この働きによって虫歯の進行が抑制されます。こうした唾液の力を「緩衝能」と言います。

また、唾液には、口の中の食べカスや細菌などの汚れを洗い流す自浄作用があります。川の流れと同じで、唾液の量が多いほど汚れを洗い流してくれます。したがって唾液量が多いほど口内の自浄作用が高くなるため、虫歯や歯周病になりにくく、口臭を抑えることもできます。唾液には抗菌物質が含まれているため、細菌の侵入や増殖を防ぐ作用もあります。

このように重要な働きをする唾液ですが、その力や量には個人差があります。そのため、歯磨きをしていない人でも、虫歯にならない人もいれば、虫歯になってしまう人もいます。虫歯のリスクは一人ひとり異なるということです。そこで重要なのが、自分の唾液の力や量を知ることです。それによって、その人に合った予防が可能になります。

つまりこの唾液が147ページの図40の受け皿の部分に当たります。この受け皿が大きい人は唾液の緩衝能力が強く唾液量が多い人になり、この受け皿が小さい人は

図43　カリオグラム　1年後に虫歯になるリスクが何%かを統計学的に判定するソフト

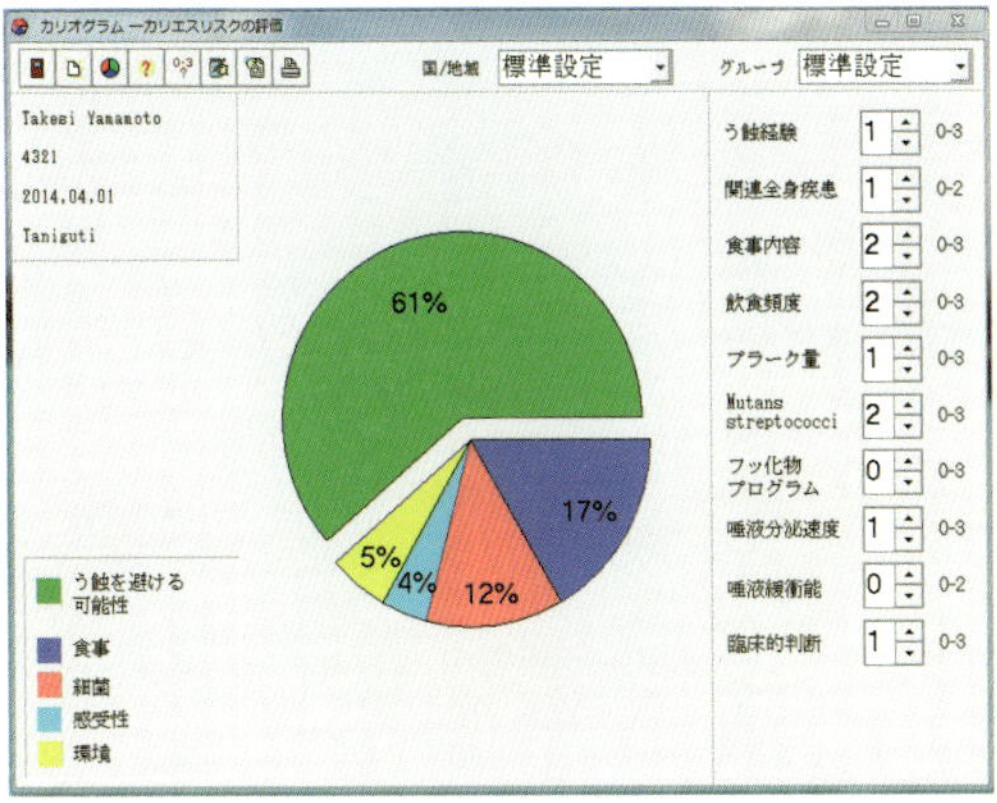

唾液の緩衝能力が弱く唾液量が少ない人になります。

自分の唾液の力や量を明らかにするのが唾液検査です。検査では、唾液の緩衝能や分泌速度（量）を調べ、患者さん個々の受け皿の大きさを確認します。また、唾液に含まれる虫歯菌の培養もします。虫歯菌を培養することで、患者さん個々の虫歯菌の数がわかります。この虫歯菌の数が図39の1本の蛇口（虫歯菌）の量に当たります。

虫歯は、こうした唾液の力・量や虫歯菌の数に加え食事などの生活習慣などさまざまな要素が絡み合って発生します。

そこで当院では、唾液検査、虫歯菌の培養による数の検査に加え歯垢（プラーク）の量、歯磨きの頻度・回数やフッ素の使用状況、飲食の回数などのデータを採取します。

それらのデータ全てをスウェーデンで開発された「カリオグラム」というソフトに入れ分析することによって、その人が1年後に虫歯になるリスクが何％あるかが統計学的に判断できます。

カリオグラムは（**図43**）のように円グラフで5つの領域が色分けされて示されます。緑色は虫歯を避けることができる可能性を表しており、その面積が広いほど虫歯リスクが小さいということです。その他の4つは、虫歯のリスクとなる因子を表しています。青色は食事（食事内容と飲食回数）、赤色は細菌の数、水色は感受性（唾液の力・量など）、黄色は環境（虫歯の本数や関連する全身疾患など）を示しており、どの因子がその人の虫歯リスクになっているかがわかります。このカリオグラムの結果を踏まえて、1年後の虫歯リスクを減らすために適切な生活習慣や口腔ケアなどを提案します。

これが患者さん個々のリスクを踏まえた上での最新の虫歯予防医療になります。

昔から歯が強いのが自慢だと思っていたのに……

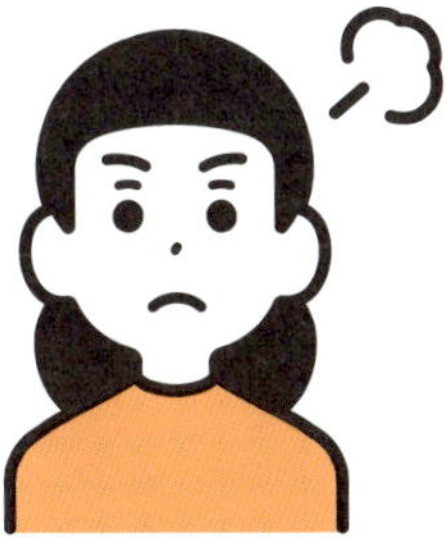

最先端の歯周病リスク検査は、統計学的に現在と未来の歯周病リスクを数値で判定できる

これは、歯周病と診断された患者さんがよく言う言葉です。何人もの患者さんが同じ言葉を言っておられました。こういう患者さんの多くは何十年も歯医者に行っていないことが多く、虫歯になったことがありません。しかし、虫歯菌には抵抗力があったとしても、歯周病菌に抵抗力があるかは別です。ほとんどの場合、虫歯菌には抵抗力がありますが、歯周病菌には抵抗力がなく、歯周組織は壊滅的な状況です。歯周病により骨が溶かされており、ひどい場合は1本も歯が残りませんという方もいらっ

しゃいます。

歯周病は、歯と歯茎のすき間＝歯周ポケットが深くなり、歯垢（プラーク）の中の歯周病菌が炎症を起こし、歯茎や歯を支える骨を溶かしてしまう病気です。「サイレントディジーズ（Silent Disease＝静かなる病気）」ともいわれ、自覚症状がほとんどないまま進行します。そのため、気づいた時には悪化していることが多く、最悪の場合には歯が抜け落ちてしまいます。なんと、日本の成人の約8割が歯周病かその予備軍と言われています。

歯周病の影響は、口の中だけにとどまりません。歯周病菌が血管を通じて全身に運ばれると、さまざまな病気を発症させたり悪化させたりすることがわかっています。歯周病と関連がある全身疾患としては、心筋梗塞、脳梗塞、糖尿病、誤嚥性肺炎、骨粗しょう症などが挙げられます。また、低体重児出産のリスクが高まることも指摘されています。こうしたさまざまな病気やリスクを防ぐためにも、歯周病の予防は重要です。

症状が表れにくく、自分では気づきにくい歯周病を予防するためには、口腔内の

図44　OHIS歯周病の現在の状態と未来のリスク評価

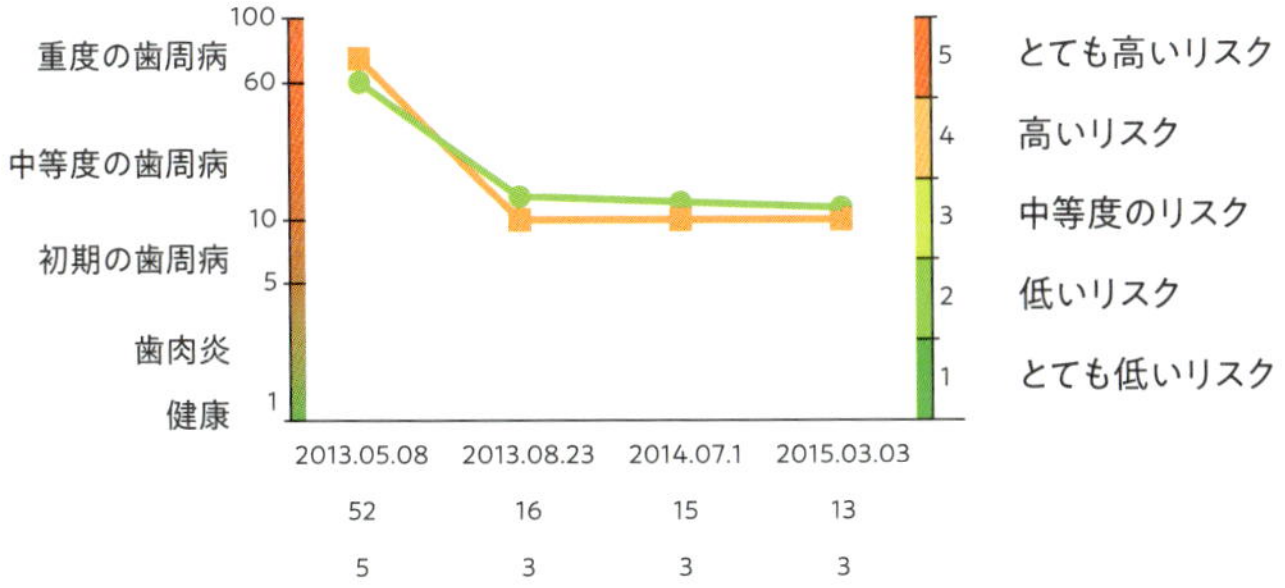

現在の状態をもとに、現在と将来の歯周病のリスクを検査することが有効です。

ちなみに、147ページの図40の蛇口のもう一本の方が歯周病菌になります。当院では、歯周病の進行度の目安となる、歯周ポケットの深さを測る歯周組織精密検査を全患者さんに行っています。また、細かいフィルムでレントゲンを口腔内の全部位を対象に撮ります。これらのデータをもとに、「OHIS」というソフトを使って現在と将来の歯周病のリスクを評価します（**図44**）。

OHISは、アメリカで歯周病学会の専門医が10年かけて開発した「歯周病のリスク評価」を行うソフトです。膨大な疫学データをもとに、「今現在の状態」と「将来どれくらい歯周病になりやすいのか」を客観的に表示します。ＯＨＩＳでは、現在の歯周病のリスク（＝現在の歯茎や骨の状態）を1～100の数字で、未来の歯周病のリスク（＝歯周病のなりやすさ）を1～5の5段階で評価します。いずれも数値が高いほどリスクが高いことを意味します。また、口の中を健康な状態にするための方法も示してくれます。

このリスク検査のポイントは、現在の口腔内の状態を示すだけでなく、隠れた未来の歯周病リスクも示してくれるところです。例えば、現在は歯周病を発症していなくても、歯周病のリスクを高める喫煙をしていたり糖尿病を患っていたりすれば、将来のリスクはかなり高くなります。つまり、これが図39に示された患者さんごとの受け皿の大きさの違いになるわけです。

現在と未来の歯周病リスクが明らかになることで、適切な治療予防プログラムを立案できるため、早い段階から予防に取り組むことで、歯周病の進行を最小限に食い止めることができます。

これが患者さん個々のリスクを踏まえた上での最新の歯周病予防医療になります。

第6章

誰もが予備軍!!
日本人の8割が
歯周病

歯周病なんて初めて言われた！

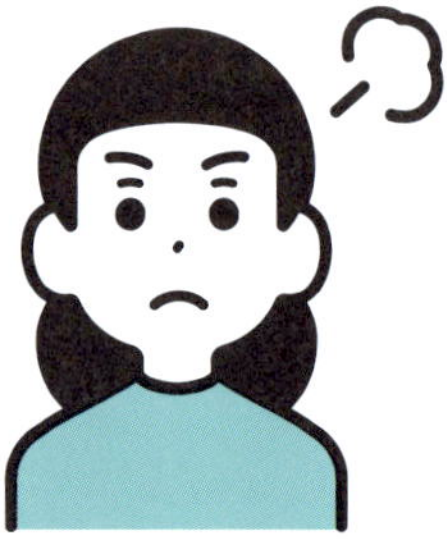

歯周病は「進行しても気づかない」サイレントディジーズで、予防が超重要

「私は大丈夫」と思っているあなたも、もしかしたら歯周病が始まっているかもしれません。

日本の成人の約8割が歯周病患者、もしくはその予備軍と言われています。なぜそれほど多くの人が歯周病になってしまうのでしょうか。

理由の1つは、歯周病が進行しても気づきにくい「サイレントディジーズ（静かなる病)」だからです。歯周病は初期の段階では目立った症状があまりありません。歯茎が赤く腫れたり、歯がぐらつくようになったりします。気になって歯科医院に行ってみたら、すでに歯周病がかなり進んでいた、というケースが多いのです。

もう1つの理由として、日本では、歯が痛むなど何らかの症状が表れてから歯医者に行く、という考え方が日本人の間に浸透していることが挙げられます。そのため、歯周病が悪化するまで全く気づかない方が多くいます。背景には、安価に医療サービスを利用できる公的医療保険制度の存在があります。医療費の高いアメリカでは、歯の健康を維持しようとする意識が高いため、メンテナンスのために歯科医院に通うというのが常識です。そのため、虫歯や歯周病にかかるリスクは低くなります。

自覚症状の少ない歯周病の進行を防ぐには、歯科医院での定期的なメンテナンスが欠かせません。メンテナンスでは、主に歯周病の検査である歯周ポケットのチェック、歯周病菌が繁殖する原因となるバイオフィルムや歯石の除去などを行います。当院のようなメディカルトリートメントモデルを採用している歯科医院では、初めに検査をして歯周病のリスクを明らかにしてから、患者さん個々に適したメンテナンスを行います。
「子どもの頃から歯磨きがきちんとできていれば大丈夫では？」と思う人もいるかもしれません。確かに歯磨きがしっかりできていれば、虫歯にならない可能性はあります。しかし、歯周病を予防するには、歯磨きなどのセルフケアだけでは不十分です。歯周病菌に感染してしまうと、セルフケアだけでは除去できない汚れがどうしても出てきます。その汚れの元がバイオフィルムというものです。台所のヌメヌメを触ったことがあると思います。あれがまさにバイオフィルムです。その他だと、シャワーの排水口周りのヌメヌメもそうです。歯周ポケット内にバイオフィルムが形成されていると単純なブラッシングだけでは取りきれません（図45）。バイオフィルムは、歯科医院で歯科衛生士に専用の器具を用いて除去してもらう必要があるのです。

歯周病治療をしっかりする歯科医院では、セルフケアでは除去できない歯周ポケットの深い部分にある縁下歯石を、麻酔をして、歯科衛生士が専用の器具（キュレットや超音波器具）を使ってしっかり除去します。除去した後の歯の表面は専用のキュレットという器具で滑沢に研磨していきます。超音波器具のみではこれらの歯の表面

図45　バイオフィルムは歯ブラシや抗生剤の投与では除去できません

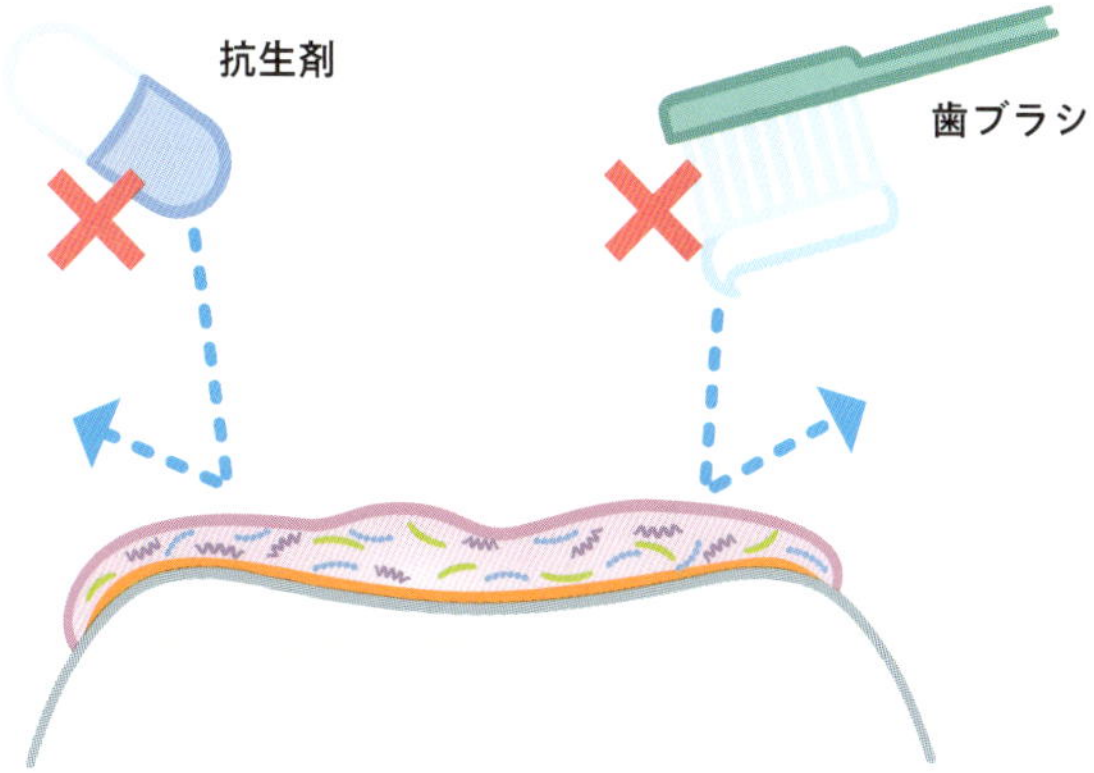

の研磨仕上げができません。多くの歯科医院の場合このステップを行っていないのも事実です。

なぜなら歯科衛生士の技術がないとこの治療ができないためと、キュレットは消耗品ですので維持して頻繁に買い替えるのにお金がかかるためです。まずキュレットという器具は毎日のメンテナンスが必要になります。料理人が包丁を研ぐのと同じで、歯科衛生士も毎日砥石でキュレットを研いでいます。そうしないとキュレットの刃が立たなくなるので効率よく縁下歯石を除去し、歯の表面を研磨できなくなります。砥石でこの刃を研ぐという作業が非常に難しいのです。また、縁下歯石というのは歯周ポケットの奥底にある歯石なので目で確認することができません。熟練した歯科衛生士が指先で縁下歯石を感じ取ってそれを除去し、研磨を行います。この作業も非常に難しいため、しっかりとしたトレーニングが必要になります。

歯科衛生士の中でも日本歯周病学会認定歯科衛生士という資格があり、これを保有している歯科衛生士であれば一定のスキルや知識がある可能性は高いです。

私たち歯科医師や歯科衛生士も、自分では自宅でバイオフィルムは落とせませんので、必ず歯科医院でのメンテナンスに通っています。

歯周病治療とメンテナンスを行う場合は、患者さんごとの担当の歯科衛生士が割り当てられる歯科医院を強くおすすめします。今でも担当患者制でなく、アポの空いている歯科衛生士が次々とクリーニングに入る歯科医院があります。こうなると前回治療部位の組織や患者さんの反応、背景などはほとんど無視されます。医院経営の面では空いている時間を作らずに効率よく診療することは可能ですが、患者さんにとってはよくありません。

なお、メンテナンスは誰もが2~3カ月に一度必要というわけではありません。セルフケアがしっかりできている人であれば、半年に一度、あるいは1年に一度でもいいでしょう。この間隔は専任の歯科衛生士さんと相談すると良いと思います。

口の中と肛門では、どちらの方が細菌数が多いと思いますか？

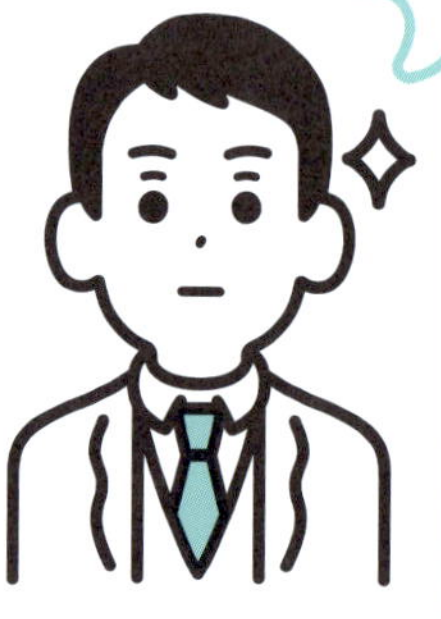

口の中の細菌数は肛門よりも多い

体内で細菌が数多く存在している場所といえば、一般的に腸内が思い浮かびます。腸内に存在する細菌は約1000種類、100兆個に及ぶと言われています。さまざまな細菌が種類ごとにまとまって密集している様子は、お花畑（＝フローラ）に例えられ「腸内フローラ」と呼ばれています。

腸内の次に細菌数が多いのが口の中です。口の中にも「口腔内フローラ」と呼ばれるほど、たくさんの細菌が存在しています。口の中の細菌は、歯垢（プラーク）、舌苔《ぜったい》、唾液の中などに生息しています。口の中からは約600種類の細菌が検出されており、口の中のケアがしっかりできている健康な人でも約2000億個の細菌が存在していると言われています。食べ物の入り口の口腔内は約2000億の細菌数であるのに対して、出口に当たる肛門周囲の細菌数は約30億個と言われています。実は肛門よりも口の中の方が、細菌数ははるかに多いのです。

それほど数多くの細菌が存在していても、口の中をケアして健康な状態に保っていれば、細菌が悪さをすることはありません。よく腸内の善玉菌・悪玉菌のバランスが大事だと言われますが、お口の中も同じです。体内に生息する常在菌は、人間と共存している関係にあり、バランスが取れていれば、基本的に健康に悪い影響を与えることはないのです。また、口と腸はつながっているため、口腔内環境を良い状態に保つことは、腸内環境を良い状態に保つことにも貢献します。

もし口の中のケアが十分ではない場合、細菌数は健康な人の2~3倍、約5000~6000億個に膨れ上がります。このような状態だと、悪玉菌である歯周病菌や虫歯菌が優位になり、口内環境に悪影響を及ぼすだけでなく、血管や消化器官などを通じて全身に健康被害が及ぶことがわかっています。

例えば、誤嚥性肺炎もその1つです。誤嚥性肺炎で亡くなる高齢者は多く、厚生労働省の「人口動態調査（2022年）」によれば、年間死亡数は約5万6000人で日本人の死因の第6位となっています。誤嚥性肺炎は、嚥下機能の低下によって、唾液などと一緒に口の中の細菌が誤って気管から肺に入ってしまうことで発症します。近年、誤嚥性肺炎の患者さんから歯周病菌が検出されることが多く、口の中に歯周病菌が多いと誤嚥性肺炎のリスクが高まると考えられています。

口の中のケアを毎日しっかりと行い、口腔内フローラを健全に保つことは、歯周病予防につながるのはもちろんのこと、全身の健康、腸を介した免疫力の改善のためにもとても重要なのです。

「歯肉炎」と「歯周炎」の違い、わかりますか？

歯肉炎と歯周炎の違い

歯周病は、歯と歯茎の間の溝である歯周ポケットに、歯周病菌が増殖して起こる病気です。歯周病菌は酸素を嫌う「嫌気性菌」のため、酸素の少ない歯周ポケットの中を好みます。歯周病には歯肉炎と歯周炎という2つの段階があります。歯周病がどのように進行するのか、説明しましょう。

歯は、土台となる顎の骨（歯槽骨）と歯茎（歯肉）によって支えられています。健康な歯茎はピンク色で引き締まった状態で、歯と歯茎の間の溝である歯周ポケットは3㎜程度です。

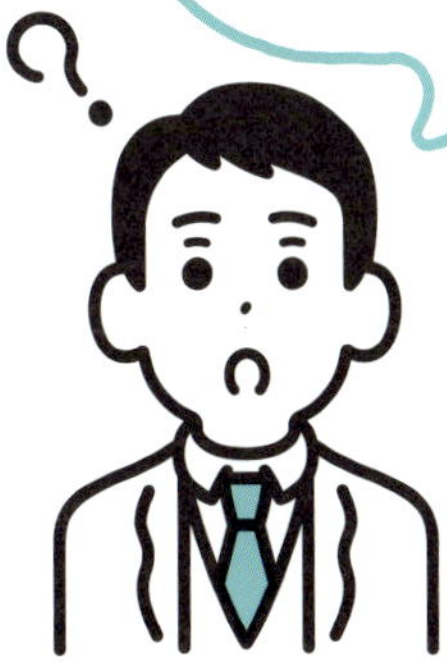

歯についた食べかすを栄養源に細菌が集まり歯垢（プラーク）になります。歯垢は「プラーク」とも呼ばれます。歯垢（プラーク）が口腔内に長時間留まって膜のようになったものが「バイオフィルム」と呼ばれています。歯と歯茎の間についたバイオフィルムをそのままにしておくと、歯周ポケット内にバイオフィルムが徐々に溜まっていき、一部は石灰化して歯石という硬い塊になります。歯石自体は石灰化物なので細菌ではないのですが、この歯石が歯周病菌の住み家になります。

そのため歯石がつき歯周ポケット内で歯周病菌が増殖すると、細菌の侵入から体を守るための防御反応として炎症が起こり、歯茎が赤く腫れます。歯周ポケットは4㎜程度になります。この状態を「歯肉炎」といいます。この段階ではまだ顎の骨に影響はなく、自覚症状はほとんどありません。臨床症状は歯茎から歯磨き後に血が出てきたりします。

そのままにしておくと、歯周ポケットの中にさらに歯石が蓄積されて細菌が奥まで入り込み、歯周ポケットは4㎜を超えて深くなっていきます。ここで初めて、歯を支えている骨が少し溶け始めます。この状態が「軽度歯周炎」です。炎症が進行して歯周ポケットの深さがおよそ5㎜になると、歯茎の腫れや出血もひどくなり、顎の骨がかなり溶けて歯が動き始めます。この状態が「中等度歯周炎」です。口臭の症状が出てくるのもこの頃です。さらに炎症が進んだ「重度歯周炎」では、顎の骨が半分以上溶け、歯がグラつき、放置すると抜け落ちてしまうこともあります。この状態の歯周ポケットの深さは、およそ6㎜以上になっています。

現在の最新の歯周疾患の診断（2018）は、ステージとグレードで評価しています。ステージとは歯周病の重症度で、グレードは進行リスクのことを表しています。この診断は複雑で一般歯科医では正確な診断は難しいため、私は歯周病専門医によって正確な診断をされるのが望ましいと考えています。

歯肉炎の状態であれば、まだ骨にダメージがないので、バイオフィルムや歯石を除去すれば、歯茎は正常な状態に戻ります。しかし、歯周炎になってしまうと、歯垢（プラーク）や歯石の除去で歯茎の炎症は治まりますが、一度溶けてしまった骨は元の状態には戻りません。つまり、歯肉炎と歯周炎の最大の違いは、元に戻せるか戻せないかの違いと言えます。歯茎の炎症にとどまる歯肉炎は「可逆的」といって元に戻せる段階ですが、骨が溶ける歯周炎は「不可逆的」といって元に戻せない段階になってしまいます。

したがって、歯周病は、できるだけ初期症状である歯肉炎の段階で治療することが大切なのです。

え！ 歯周病専門医なのに歯を抜くのですか？

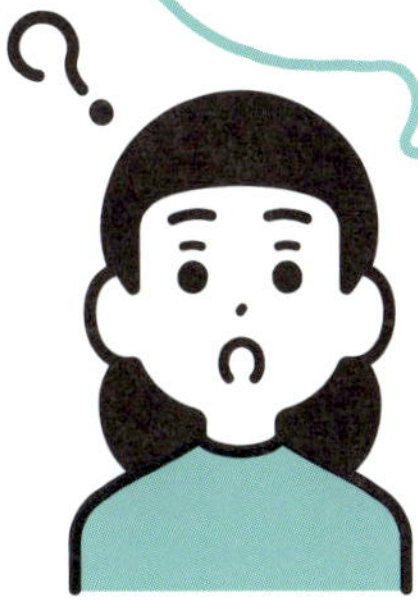

歯周病は治せるのか

これはよくある患者さんの勘違いです。

歯周病では、歯を残すことが最善の治療法とは限りません。

既に述べた通り、歯肉炎の段階であれば、歯垢（プラーク）や歯石を除去することで歯茎は元に戻せますが、歯周炎に進み、顎の骨が溶けてしまっている場合、骨を元に戻すことはできません。例外として、一定の条件下であれば、骨を移植して増やす「歯周組織再生療法」によって骨を再生できる可能性はあります。この歯周組織再生療法は熟練した歯科医師が行う外科処置になります。手術前や手術後の管理、手術中の臨床的判断、使う材料など非常にシビアな手術です。手術を行う歯科医師の熟練度が成否を大きく左右しますので、まさに歯周病専門医にのみできる処置だと確信しています。

軽度・中度の歯周炎の場合は、まず炎症を取り除き、正しく歯磨きができるように指導します。その上で、バイオフィルムや歯石を除去し、歯周病菌を減らして歯周組織の環境を整えます。このように、それ以上歯周炎が悪化しないよう、いかにメンテナンスしやすい環境にできるかが、歯周病専門医が治療において最も重視する点です。

歯周ポケットが深すぎて、歯科衛生士によるクリーニングでは歯垢（プラーク）や歯石を除去しきれない場合には、歯周外科処置を行い、歯茎を切開して目視できる状態にして、縁下歯石を全て除去します。また、重度の歯周炎の場合は、抜歯を選択することもあります。

歯科医師の中には、歯を残すことだけが歯周病の治療だと考えている人もいます。しかし、それは大きな間違いです。歯を残すことを優先することで歯周病菌や炎症を放置させてしまい、隣の歯にも歯周病が広がってしまう可能性があるためです。それを防ぐため、残せない歯は抜いて、残った歯の環境をいかに改善させてメンテナンスに移行できるかが重要になります。

残せない歯とは、重度の歯周炎にかかってグラグラしてしまっているような状態の歯です。このような状態の場合、歯周病専門医は「もう残せない」という判定をします。たとえ患者さんが「残してほしい」と希望しても、残すべきではない状態であれば、残すことのデメリットをしっかりと説明します。「この歯を残すことで、隣の歯までダメになってしまいます」と説明すると、多くの患者さんは抜歯を納得されます。歯を失った部分は、インプラントや入れ歯などで修復することになります。

重度の歯周炎の場合、抜歯に躊躇なく踏み切れるかが治療の成否を分けます。別のクリニックで、残せない歯をなんとか残そうとメンテナンスを続けた結果、歯周病が一向に治らず、当院に来られる患者さんは非常に多いです。

歯周病の場合、1つの歯を抜くことで、残りの歯を守ることができるケースもあるのです。

歯周病を治したいなら タバコをやめてください

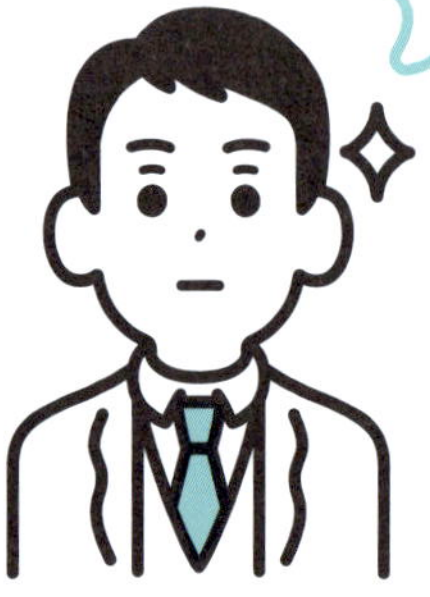

糖尿病とタバコは歯周病リスクを高める

当院でよく聞く患者さんとの会話です。

生活習慣も、歯周病を悪化させる大きな要因になります。

糖尿病と喫煙は、歯周病との関連性が非常に高いと言われています。

糖尿病の患者さんは、歯周病が進行しやすくなります。血糖値が高い状態だと血流が悪くなるため、白血球の働きが弱まり、免疫力が低下します。そのため、歯周病菌に感染しやすくなり、炎症も進みます。歯周病になると、血糖値を下げるホルモンであるインスリンの働きが悪くなります。また歯を失うと食生活が偏っていきます。

図46　歯周病を治すと糖尿病も改善する

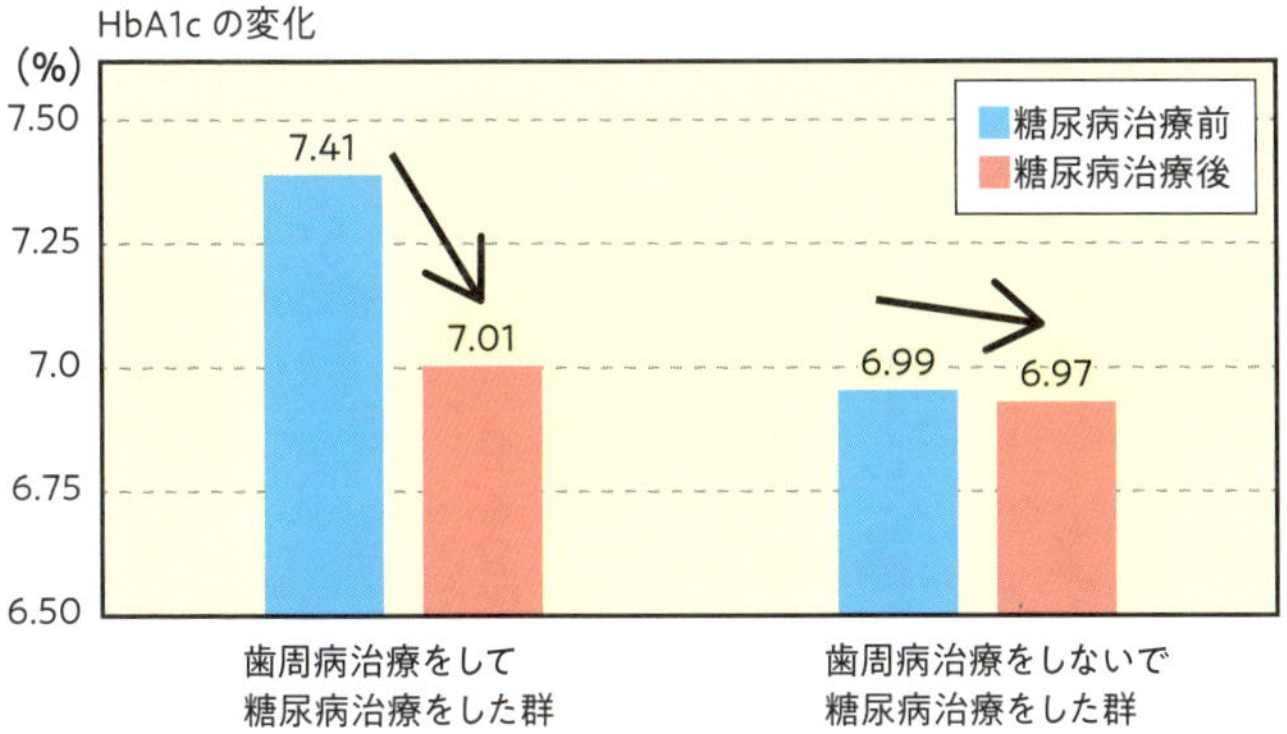

この数値は、過去1~2カ月の血糖値の状態を示す。
歯周病治療で明らかに改善している。

出典 :MunenagaY ら (Diabetes Res Clin Pract,2013)

その結果、糖尿病を悪化させ、悪いサイクルに陥ります。

逆に、歯周病の治療をすると、血糖値が改善するという研究結果があります（**図46**）。そのため、歯周病専門医は歯周病に影響を与える血糖値をチェックしています。また、糖尿病内科の医師と歯周病専門医が連携して治療に当たることもあります。

喫煙も歯周病の進行を促します。タバコに含まれるニコチンには血管を収縮させる作用があり、血流を悪くします。それによって栄養や酸素の欠乏が起き、歯周組織内に老廃物が溜まり、歯周組織を傷めます。喫煙者の歯茎が黒っぽくなるのは、このためです。

また、喫煙は白血球の機能を抑制し、免疫力を低下させるため、細菌が繁殖しやすくなります。その上、口の中に歯周病菌がたくさんいても、免疫力が低下して防御反応が起きないため、歯周病の発見が遅れます。非喫煙者が歯周病になると、歯茎が腫れたり、出血したり、膿が出たりしますが、それは免疫機能が正常に働いているからです。喫煙者はその反応が起きにくいため、気づくのが遅れ、抜歯するしかないほど歯周炎が進んでいることがよくあります。

さらに、喫煙者は血流が悪いため、歯周病の治療をしても、その後の治りが悪く、期待した効果を得にくくなります。

そのため、喫煙している歯周病患者さんには、何よりもまずタバコをやめることをすすめます。喫煙の悪影響をきちんと説明し、「歯周病を本気で治したいのであれば、禁煙してください」と話すと、やめる方は多いです。そして禁煙すると、歯茎がみるみる腫れてきて痛くなる方が多くいますが、これは歯周病に対する体の免疫反応が正常に戻ったということです。

前述した歯周病で溶かされた骨を増やす歯周組織再生療法や、インプラント治療を行うのに骨を作る骨造成法を行う場合は、100%禁煙してもらっています。論文によれば、これら再生療法の喫煙者の成功率は著しく低く、手術後の合併症の発症率は著しく高いことがわかっています。これら再生療法の喫煙者の成功率は著しく低く、手術後の合併症の発症率が著しく高いという結果は、論文からも明らかです。

実はかく言う私も、かつては1日2箱吸うほどのヘビースモーカーでした。しかし、歯周病専門医の資格を取ったタイミングでタバコをやめました。患者さんにやめるよう促す立場の人間が喫煙していては、説得力がないからです。ですから、私自身、タバコをやめる辛さはよくわかります。当時は「パイポ」という禁煙用パイプでなんとかしのぎましたが、今は病院に禁煙外来がありますし、ニコチンパッチや禁煙ガムなどの禁煙補助薬もありますので、以前よりもずいぶん禁煙しやすくなっていると思います。たばこ税も上がっていますし、健康にも良いことは1つもありませんので、喫煙している人はぜひ禁煙しましょう。

私はこれまで虫歯になったことがなく、歯が強いんです

「虫歯になったことがなく歯が強い」と言う人こそ油断禁物！　歯周病菌が優位なだけ

これは、歯の健康診断で、あるいは歯に何らかの症状があり、初めて来院され、歯周病と診断された患者さんからよく聞く言葉です。このように言われる方に限って、ふたを開けてみると、歯周病が非常に進行していることが多かったりします。なぜかというと、そういう人は、虫歯菌が少なく歯周病菌が多い、歯周病菌優位の口の中の状態になっています。そのため、虫歯にはなりにくい反面、実は歯周病になりやすいのです。

このようなタイプの人は虫歯ができないこともあり、たいてい、何年も歯医者に行っていません。そのため、口の中を診察すると、歯周病がかなり進んでしまっていることが多いのです。ひどい場合には、レントゲンを見ると、顎の骨がほぼ失われていて、全部抜歯するしかないような人も少なくありません。したがって、虫歯になっていないだけで、決して「歯が強い」というわけではないのです。

口の中の細菌の割合は人によって異なります。歯周病菌が優位な人もいれば、逆に虫歯菌が優位な人もいます。なぜそうなるかというと、歯周病菌と虫歯菌の性質が異なっているためです。虫歯菌が増えると酸が生成されるため口の中が酸性に傾きます。すると、アルカリ性の環境を好む歯周病菌は酸性の環境では生息しにくいため減少します。逆に口の中がアルカリ性に傾くと、アルカリ性の環境を好む歯周病菌が増えて、酸性の環境を好む虫歯菌が生息しにくくなるため減少します。なお、中には歯周病菌と虫歯菌の比率が拮抗している人もいます。

虫歯も歯周病も、その原因となる細菌は食べかすを放置することで形成される歯の表面につくバイオフィルムに含まれています。そのため、しっかり歯磨きができていれば、どちらも予防できるだろうと思ってしまうかもしれません。しかし、歯の表面で増殖する虫歯菌と違い、歯周病菌は歯と歯茎のすき間の歯周ポケット内にバイオフィルムを形成します。バイオフィルムは歯磨きだけで除去できません。また、歯周病は虫歯のような痛みを伴わないため、気づかないうちに悪化している場合がありま す。そのため、歯周病を予防するには、定期的な検診とバイオフィルムを除去するための歯科衛生士によるプロフェッショナルクリーニングが欠かせません。

このように、虫歯になったことがないからといって、歯周病にもならないとは限りません。むしろ、虫歯になったことがない人は、歯周病菌が優位な可能性がありますので、歯周病を疑った方が良いかもしれません。症状がない場合でも、ぜひ一度、歯周病専門医による検診を受けてほしいと思います。

歯周病患者の増加は、「予防」意識の低さの表れ

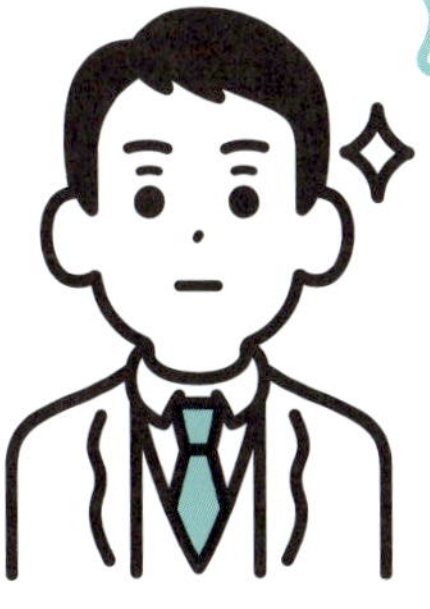

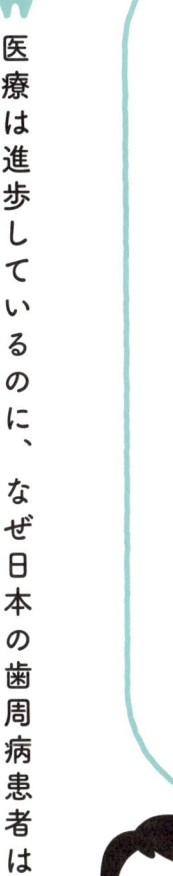

医療は進歩しているのに、なぜ日本の歯周病患者は増え続けるのか

厚生労働省が3年に一度行っている「患者調査」によれば、「歯肉炎及び歯周疾患」の推計患者数は、１９９９年以来、右肩上がりで増え続けています。１９９９年には２３０万人でしたが、直近の２０２０年には５０５万人と、およそ20年間で倍以上に増加しました。医療は年々進歩しているにもかかわらず、なぜ歯周病患者は増え続けているのでしょうか。

理由として考えられるのは、医療の進歩によって、以前よりも多くの歯が抜かれ

ずに保存されるようになってきていることです。かつては、問題のない歯まで抜いて総入れ歯にしてしまうような治療が多く見られましたが、近年は、できるだけ歯を残す方向で治療が行われるようになっています。その結果、以前よりも多くの歯が残るようになりましたが、歯周病予防が不十分なために、結果として歯周病患者が増えてしまっているのです。また、歯科医師の歯周病に対する認知が高まり、歯周病の診断が増えた側面もあるでしょう。

なぜ、日本では未だに歯周病予防が普及しないのでしょうか。

日本では、**歯医者は悪くなった歯を治すところという意識が未だに根強くあります。**歯が痛くなるなど、何らかの症状が出てから歯医者に行くのが一般的です。しかし、この意識のままでは、歯周病を防ぐことはできません。なぜなら、歯周病は自覚症状が表れにくい病気だからです。歯茎の腫れや歯のグラつきに気づいてから歯医者に行っても、既に顎の骨が溶け始めていて、元に戻せない状態になっている可能性があります。

このような事態になることを防ぐには、症状が表れる前から、予防のために定期的に歯医者でメンテナンスを受けることが必要です。メンテナンスの目的は2つあります。1つは、口の中を検診してもらい、歯周病の進み具合を確認すること。そしてもう1つは、自分では取りにくいバイオフィルムや歯石などの汚れをクリーニングにて除去してもらうことです。日々の歯磨きで歯垢（プラーク）を除去することは大切ですが、それだけでは全ての汚れを取り除くことはできません。歯などの表面に歯垢（プラーク）がこびりついて膜のようになったバイオフィルムは、歯磨きでは完全に取り除くことができないため、専用の機器で除去する必要があります。また、歯周ポケット内の歯垢（プラーク）や歯石も同様で、専用の器具を入れて除去する必要があります。これらの処置は歯科医院の歯科衛生士にしかできません。

毎日の歯磨きに加えて、歯医者での定期的なメンテナンスを受けることによって、初めて歯周病の進行を防ぐことができます。歯周病患者を減らすためには、このような歯周病予防にもっと積極的に取り組む必要があります。

ほとんどの歯科医院で歯周病の治療はやってますよね？

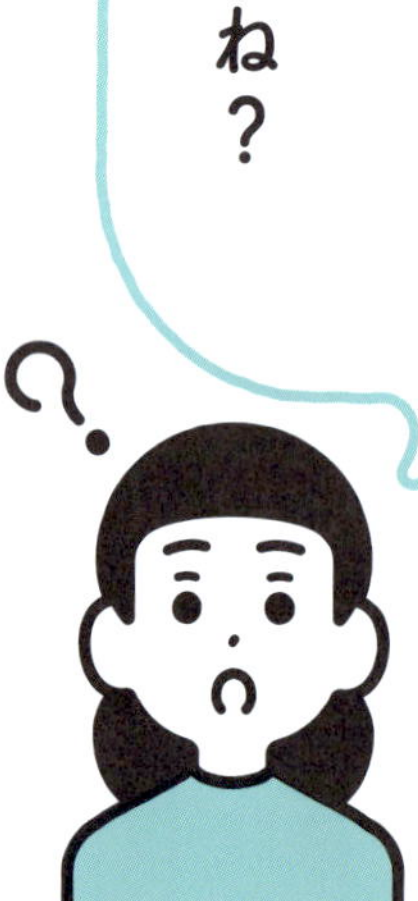

高度な歯周治療は歯周病専門医に任せるべき理由

これは当院に来る患者さんからよく聞くお言葉です。

歯科医院のホームページで歯周病治療をうたっていたとしても中身が全く違います。

そのため、歯周病治療はどの歯科医師でも同じ、ではありません。

歯科医師であれば、誰でも歯周病の治療をすることは可能です。しかし、歯周病を確実に治療するには専門的な知識と技術が求められます。そのため、日本歯周病学会が認定する歯周病専門医の治療を受けることをおすすめします。

日本歯周病学会は、「認定医」「専門医」「指導医」という3つの資格を認定しています。

認定医は、日本歯周病学会が認めた研修施設で3年以上研修を受け、歯周病治療の基本的な知識と技能を習得し、認定医試験に合格すると認定されます。試験は、学科試験の他、歯周病手術の1症例を提示すれば合格できます。1症例の提示だけなので、この資格はかなり簡単に取得できます。学会がこの入り口の資格のハードルを下げている理由は、学会への参加率を上げるためと更新料です。認定医は全国に約1300名です（2024年現在）。

資格を保有すると数年単位で資格の更新が必要になります。更新するには更新料がかかります。この更新料が学会の収入になります。また資格を更新するためには年2回ある年次大会に一定数参加することが義務づけされています。これで学会参加率も上がるわけです。

専門医は、認定医資格を取得後、2年以上研鑽を積み、所定のカリキュラムを履修の上、専門医試験に合格すると認定されます。試験では、歯周病学会の専門委員会において、歯周病手術の10症例をプレゼンテーションする必要があるため、難易度が高くなります。専門医であれば、歯周病治療に関する一定の専門的な知識と技能が担保されていると言っていいでしょう。専門医は全国に約1200名。全国の歯科医師約10万人のうち、わずか1％ほどと希少な存在です。国がホームページや看板などで広告して良いとしているのが専門医からです。よく歯周病認定と堂々と広告をしている歯医者さんがいますが、あれは厳密には医療広告ガイドライン違反になるので法律違反です。

指導医は、専門医資格を取得後、7年以上学会や地域で指導を行い、指導医試験に合格することで認定されます。指導医になると、専門医や認定医を教育できる立場になります。指導医は大学の教授・准教授クラスに匹敵し、全国に約300名しかいません。

私は日本歯周病学会の指導医を保有しているので、たぼ歯科医院は日本歯周病学会の認定教育施設になっています。日本歯周病学会認定教育施設とは歯周病指導医の指導のもと専門医や認定医、認定歯科衛生士を育てることが日本歯周病学会から許されている施設になります。施設の認定資格を取得するためには学会の基準値をクリアしないと認定されません。日本歯周病学会認定教育施設は主に大学病院で、一般歯科医院では非常に稀です。そのため、私のクリニックでは、歯周病を勉強し資格を取得したい若手歯科医師が多く集まります。

歯周病を治療するのであれば、最初から専門医や指導医の診療を受けた方が、時間も費用も無駄にせずに済むでしょう。当院に来院される歯周病患者さんの中には、他のクリニックで長い間メンテナンスに通ったものの「なかなか治らない」と言って来られる方が数多くいます。そういう患者さんを診察すると、もはや抜歯するしかないケースが非常に多いです。もっと早く当院に来ていれば、適切な治療を受けることで歯を失わずに済んでいたかもしれません。

歯周炎は顎の骨の病気です。抜歯後にインプラントをしたくても、土台となる骨が溶けてしまっているためにインプラントができないというケースは少なくありません。歯周病専門医は、言ってみれば骨（bone《ボーン》）のプロ、言い換えるとボーンドクターです。骨の状態を整え、場合によっては増やすことによって、歯周組織を治すことができます。私の場合は、アメリカのインプラント科大学院に3年間留学をしてアメリカインプラント学会の専門医と日本口腔インプラント学会専門医を取得しています。アメリカでの専門医教育を受けているので、インプラントをするために骨が失われた部分に骨を再生する知識と技術を持っています。インプラント治療をするためには費用もかかりますし、痛い思いをしなければなりません。本来はそこまで悪くしてしまう前に、早めに歯周病専門医の診察を受けることが、治療への近道です。

話は少しそれますが、私は心から歯周病が原因で失った歯のインプラント治療を行わなくて済む世界を作りたいと思っています。交通事故などの外傷でインプラントが必要な方や、生まれた時から歯がない患者さんなど、インプラントで人生を変えることのできる本当に必要な患者さんにだけ治療ができる世界を望んでいます。そのため、みなさんには早期に歯周病を予防し、一生涯ご自身の歯で食事を取ってもらいたいと思っています。もちろん、資格がなくても一流のスキルをもった歯科医師も中にはいますが、探し出すのは容易ではありません。最初から歯周病専門医を選んだ方が確実な治療を受けられるでしょう。

第7章

それでも歯が抜けてしまったら！入れ歯とインプラントの最新知識

ブリッジ、入れ歯、インプラントのメリット・デメリットは？

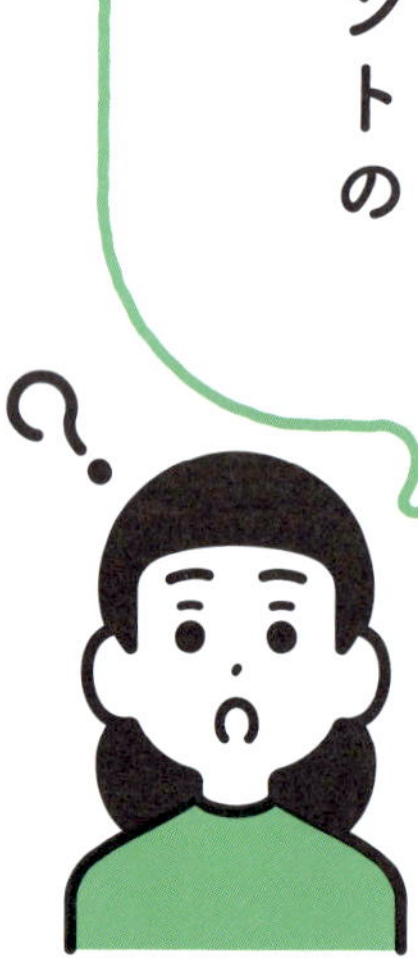

インプラントは入れ歯の2倍噛める

歯周病治療では、天然の歯を残すことは大切ですが、それが必ずしもベストとは限りません。歯周病に侵された歯が、他の健康な歯にも悪影響を及ぼすような場合には、抜歯せざるを得ないこともあります。

抜歯した場合、そのままにしておくと全体の噛み合わせが崩れてしまうため、何かしらで失った歯を補う必要があります。その方法として選択肢になるのが、ブリッジ、入れ歯、インプラントの3つです。それぞれを比較すると、次のようなメリット・デメリットがあります。

ブリッジ

ブリッジは、抜いた歯の両隣の歯（両隣接歯）を削り、上から人工歯をかぶせる方法です。そのため、両隣に歯があることが条件となります。

メリットは、抜歯後、歯茎さえ治ってしまえば、あとは歯を削るだけのため、治療が短期間で済むことです。また、被せ物の人工歯をセメントで固定するため、装着感は非常に良いと言われています。

デメリットは、両隣の健康な歯を必ず削らなければならないことです。両隣の歯の軸がずれている場合、削る量はより多くなります。切削量が多くなると歯がしみることもあり、歯の神経を抜かなければならない場合もあります。また、失った歯の噛む力を支える歯で分散して受けることになるため、両隣の歯の負担が増えます。結果として、両隣の歯を弱らせてしまう可能性があります。失った歯のダミーの人工歯の裏側は歯磨きがしにくいため、清掃不良が起きやすいこともデメリットの1つです。

入れ歯

取り外しできる人工歯が入れ歯です。メリットは、すぐに型を取って作れるので、装着までに時間がかからないことです。保険適用の入れ歯であれば、コストは安く済みます。

デメリットは、噛む力が弱いことです。天然の歯と比べて、部分入れ歯は30〜40%程度、総入れ歯は10〜20%程度まで低下します。異物感があり、装着感があまりよくありません。みなさん、髪の毛が口の中に入ると、ものすごく違和感がありますよね？　あれとは比にならない大きさのものがお口に入ってきます。食事後は必ず取り外して入れ歯の清掃が必要です。部分入れ歯の場合、両隣の歯に入れ歯を維持するためのバネをかけるため、負担がかかります。そこに噛む力を加えると、入れ歯が動くため、さらにバネがかかっている隣の歯にはダメージが加わります。それと同時に入れ歯が動く刺激によって、入れ歯の内面に当たる粘膜部の骨が痩せやすくなります。

インプラント

インプラントは、チタン製の人工歯根を顎の骨に埋め込み、その上にセラミックの人工歯をネジで留める方法です。

メリットは、隣の歯に影響を及ぼさないことです。隣の歯を削る必要もバネをかける必要もありません。インプラントは骨に固定されているため、天然の歯と遜色なく噛めるようになります。人工歯であるセラミックが壊れた場合は、部分的に取り替えることができます。清掃性は単独歯単位での修復が可能なため、ブリッジよりもしやすいです。

デメリットは主に4つあります。

①顎の骨がないと治療できません。骨を人工的に増やすことは可能です。

②残念ながら保険治療の適用ではありません。自由診療のため、治療費が高額になります。

③治療期間が長期に及びます。短い人で約3カ月、骨の再生などをした場合、長い人で約1年かかります。

④メンテナンスが欠かせません。「インプラント周囲炎」といって、インプラントは天然の歯よりも歯周炎にかかりやすいと言われています。詳しくは、先のページで解説します。

インプラントにしたら歯周病の心配はなくなると思っていませんか？

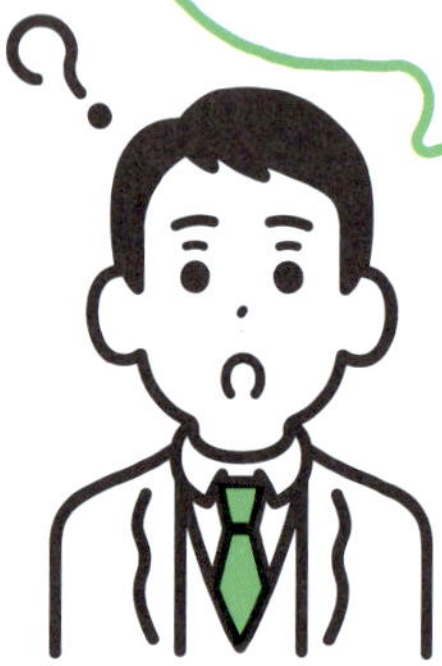

インプラントも歯周病になるため、長持ちさせるために一番大切なこと

インプラント治療をした後も、ケアを怠れば、やはり歯周病（インプラント周囲炎）になってしまいます。なぜなら、インプラントを支える歯茎などの歯周組織は天然の歯と変わりませんし、歯周病の原因となるバイオフィルムはインプラントにも付着するからです。一般的にインプラント部分が歯周病になると、天然の歯よりも早く進行します。症状が進むと、最終的にインプラントが抜け落ちてしまうこともあり得ます。

インプラントを長持ちさせるために必要なことは、第1にセルフケア、第2にメンテナンスです。この2つをしっかり行えば、天然の歯と同じように、長く維持できる治療と言われています。中には約40年も維持している患者さんもいます。なお、インプラントの上にかぶせるセラミックの人工歯は割れたりする可能性がありますが、修復することができます。人工の歯根であるインプラント自体が折れるというのは極めて稀です。私もアメリカ留学時代に一度だけ遭遇しましたが、あれが最初で最後です。その方は中年の白人で咬筋が発達した特徴的なお顔立ちをしている方でした。夜間の歯軋りもひどかったそうです。

インプラントを長持ちさせる第1のセルフケアは、自分で毎日2回以上歯を磨くことです。セルフケアができないと、歯周病が進んでしまい、せっかく時間と費用をかけて入れたインプラントが無駄になってしまいます。そのため、セルフケアができなければ、インプラント治療に適応した患者さんとは言えません。なので初診で患者さんを診て、歯茎の状態や歯ブラシのチェックもせずにインプラントの手術などの予約を取ろうとする医院はかなり要注意です。

インプラントを長持ちさせる第2の重要事項はメンテナンスで、歯科医院に定期的に通って行うものです。メンテナンスでは、セルフケアがしっかりできているか、歯茎の腫れ、インプラントの状態などをチェックします。例えば、インプラントと人工歯をつなぐスクリューが緩んで人工歯がグラグラしている状態だと、インプラントと人工歯の隙間に汚れが溜まっていき歯周病の原因になります。また、スクリューの緩みを放置した場合、最悪インプラントと人工歯をつなぐスクリューが折れることもあります。この場合は運良くスクリューが取れれば新品と交換できますが、取れない場合は人工歯根であるインプラントごと取り替えなければならなくなります。私の経験で一度だけ、破折スクリューが取れなくてインプラント自体を除去して再度インプラントを埋入した方がいます。

メンテナンスに通う頻度は、インプラントの本数や歯磨きの状態、生活習慣など、患者さんによって異なります。3カ月~半年に一度が一般的です。メンテナンス間隔が1年という方は、セルフケアがよほどしっかりとできている人です。逆に高齢になり自分で歯磨きができないような患者さんは、1カ月に一度の頻度になります。

メンテナンスで重要なのは、定期的に同じデータを取っていくことです。例えばレントゲンであれば、毎回同じ位置・角度で骨の量を撮影するようにします。角度が変わると骨の評価の仕方が変わってしまうためです。こうして初診時から蓄積したデータの推移を見ることによって、現在の状態を正確に把握することができます。ですから、治療を受けたクリニックで、メンテナンスを長期的に受けることが重要になります。

インプラントを何本も入れるのは予算的に厳しいという場合は……

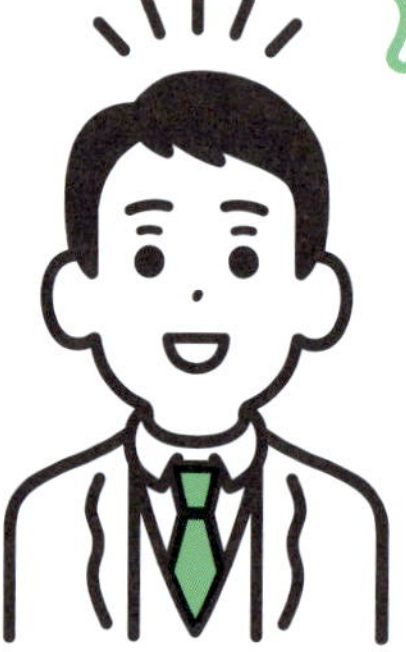

入れ歯とインプラントの併用で費用を節約

抜けた歯を補う方法として、入れ歯は比較的安価で容易に作ることができますが、口の中で安定せず、しっかり噛むことができません。その点、インプラントは顎の骨に固定されるため、天然の歯と遜色のない力で噛むことができます。しかし、費用が高額なため、本数が多いと全てをインプラントにするのは予算的に厳しいと感じる患者さんは少なくありません。そのような場合におすすめしたいのが、入れ歯とインプラントを併用する治療法です。インプラントの本数を減らして費用を抑えつつ、通常の入れ歯よりも装着感を高めることができます。

例えば総入れ歯の場合、上下に入れ歯を入れていらっしゃいます。どちらの顎の入れ歯に不具合が出やすいと思いますか？　答えは圧倒的に下の入れ歯になります。上顎の入れ歯は比較的吸着が良く安定している場合が多いのが実情です。下の顎の入れ歯は咀嚼《そしゃく》や嚥下《えんげ》をするため、舌を動かすので口の中で特に安定しません。昔、入れ歯のおじいちゃんがカチャカチャ音を立てて、口の中で入れ歯で遊んでいるのを見たことはありませんか？

あれは下の入れ歯が安定しないため、お口の中でもてあそんでいる状態です。

入れ歯が安定しないので、下顎の歯を全てインプラントにするとします。その場合、5～6本が必要になるため、1本50万円前後とすると、約300万円の費用がかかることになります。

それに対して、インプラントと入れ歯を併用した「インプラントオーバーデンチャー」という治療法であれば、支柱となるインプラントを下顎に2本だけ埋め込み、そこに入れ歯を装着することによって、治療費を半額以下に抑えることができます（**図47**）。

図47　インプラントオーバーデンチャー（総入れ歯）

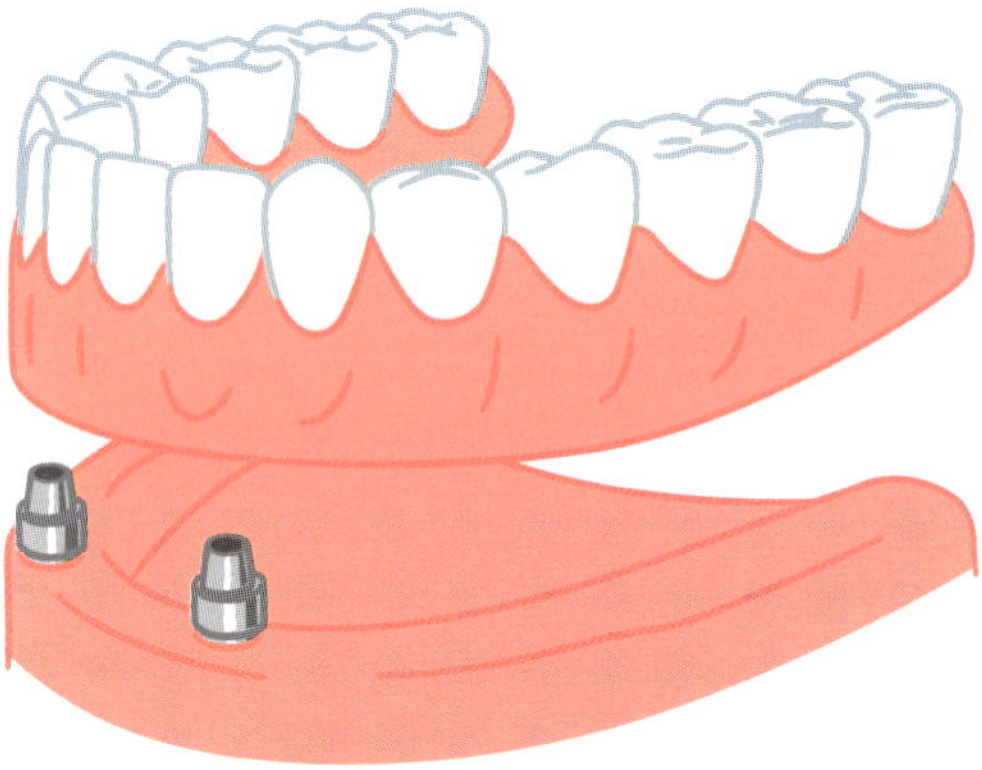

なおかつ、入れ歯をインプラントによって固定できるため、通常の入れ歯よりも安定し、しっかり噛むことができます。また、歯茎にかぶせる通常の入れ歯よりも小さく設計できるため、異物感も小さくなります。さらに、通常の入れ歯と同じように脱着が可能なため、取り外して手入れがしやすいというメリットもあります。実際にはインプラントに部品をつけて入れ歯にもインプラント側の部品に適合するパーツを埋め込んでいきます。これでパチっと入れ歯がインプラントにより固定されるわけです。

ただし、インプラント自体は部品はつ

図48　インプラントオーバーデンチャー（部分入れ歯）

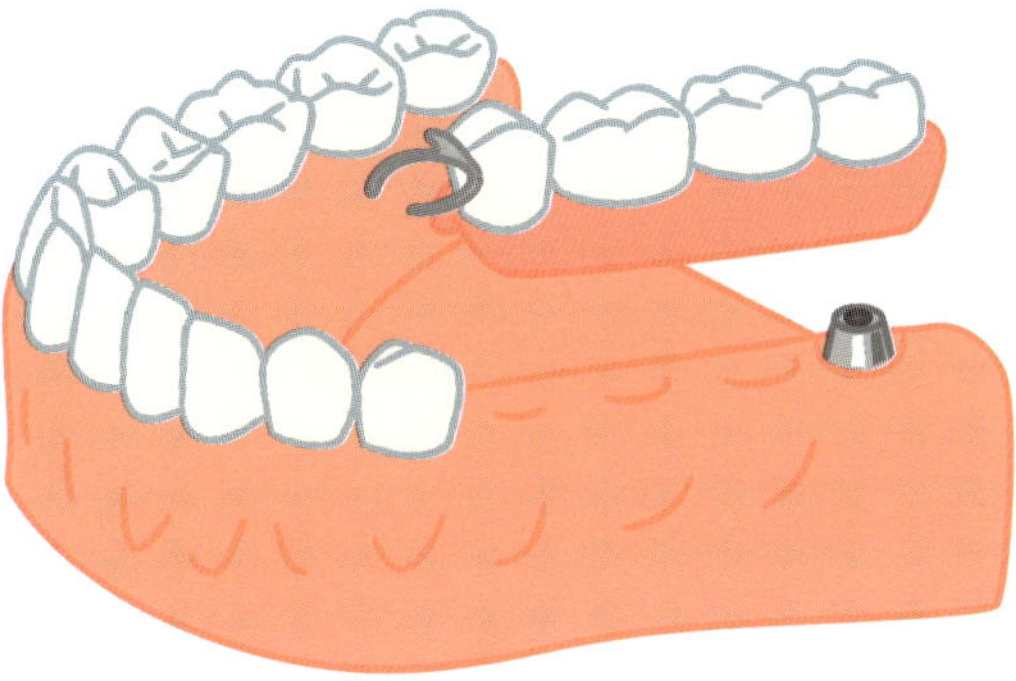

けるものの、インプラントなので歯科医院での定期的なメンテナンスが必要です。

インプラントとの併用は、部分入れ歯でも治療可能です。例えば下の左右いずれかの奥歯が4本並んで抜けている場合、通常であればインプラントを3〜4本入れなければいけないところですが、一番奥に1本だけインプラントを入れて部分入れ歯を装着することで、入れ歯が安定し、前の歯へのバネによるダメージも少なくなります（**図48**）。

このように、入れ歯とインプラントを併用することで、コストを抑えた治療が可能になります。しかし、インプラント治療を行っている歯科医院の中には、歯科医師自体がこうした治療法を知らないため、患者さんに選択肢として提示されないケースが多いようです。インプラント治療を行う際は、こうした点にも注目して歯科医院を選ぶことをおすすめします。

「顎の骨がないため、インプラントはできません」と言われたら……

顎骨や歯茎がなくてもインプラントできる方法

インプラント治療は、ボルト状の人工歯根を顎の骨に埋め込むため、その部分の骨に十分な厚みや量がなければ治療できません。その場合は、骨を増やす治療を行うことによって、インプラント治療が可能になります。その方法は、骨量の少ない部分に骨補填材を補填して骨を再生させます。骨補填材が硬い骨になるまで約6カ月かかります。

特に上顎の奥歯は、すぐ上に上顎洞（副鼻腔の1つ）という大きな空洞があるため、骨の厚みが足りない場合があります。そのような場合には、副鼻腔内（上顎洞内）に

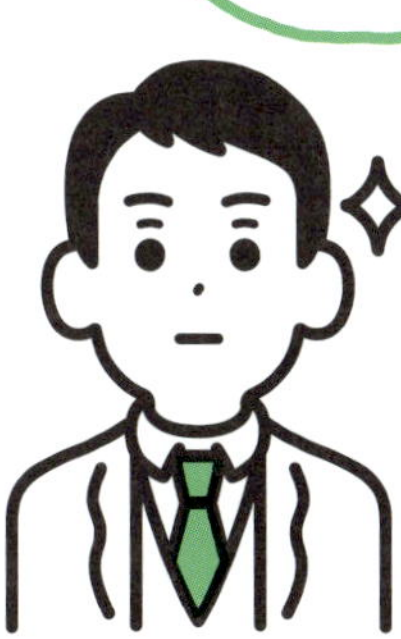

図49　上顎洞底挙上術

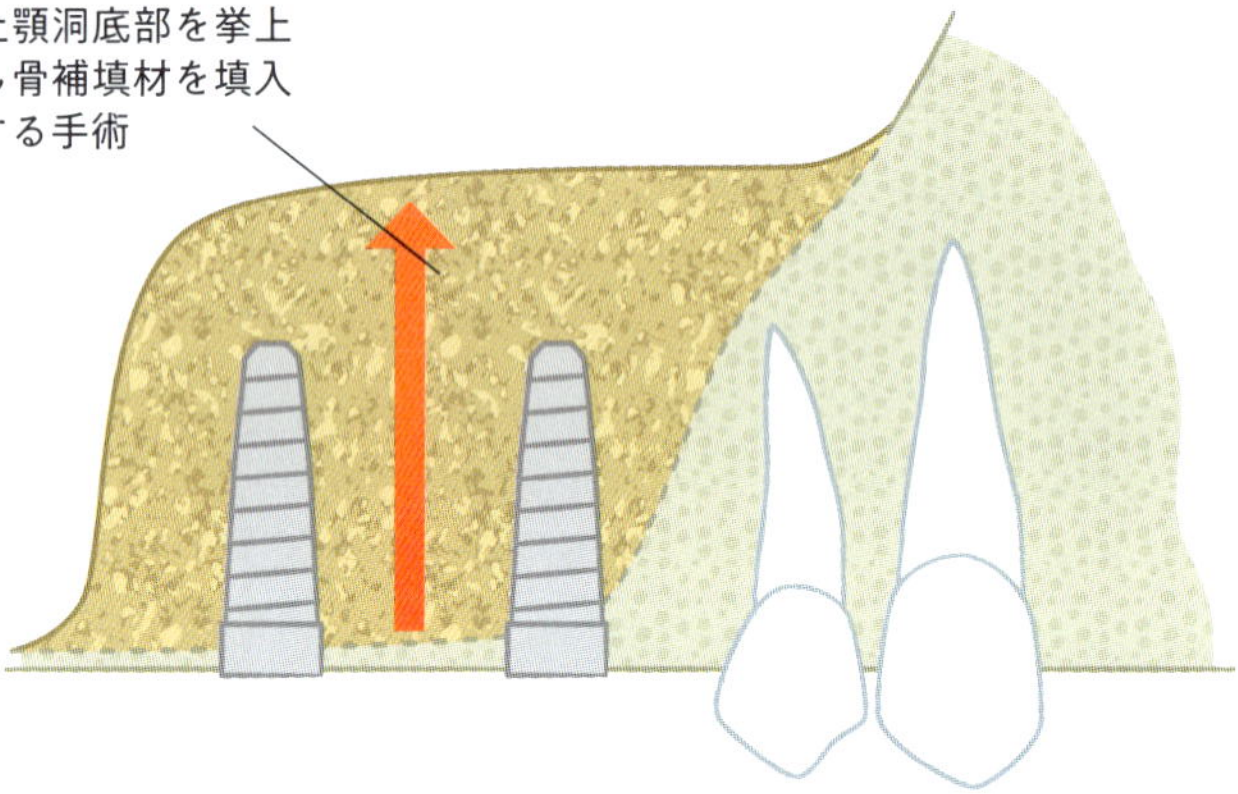

骨を移植する技術もあります。この術式は上顎洞底挙上術という名称がついています。健康な副鼻腔は薄い粘膜に覆われています。そのため副鼻腔の側壁から小さな穴をあけ、その穴から専用器具を挿入し、上顎洞底部の粘膜を挙上し押し上げることができます。そのできた空間に骨補填材を補填します。骨補填材が硬い骨になるまで約6カ月間かかります。その後、骨ができれば通常のインプラント治療が可能になります（**図49**）。

また術前のCTで予想していたよりも骨が薄い場合や交通事故などの外傷後の症例、歯周病を放置して多大なダメージを受けている骨では、骨自体の幅や高さが足り

図50　骨造成術

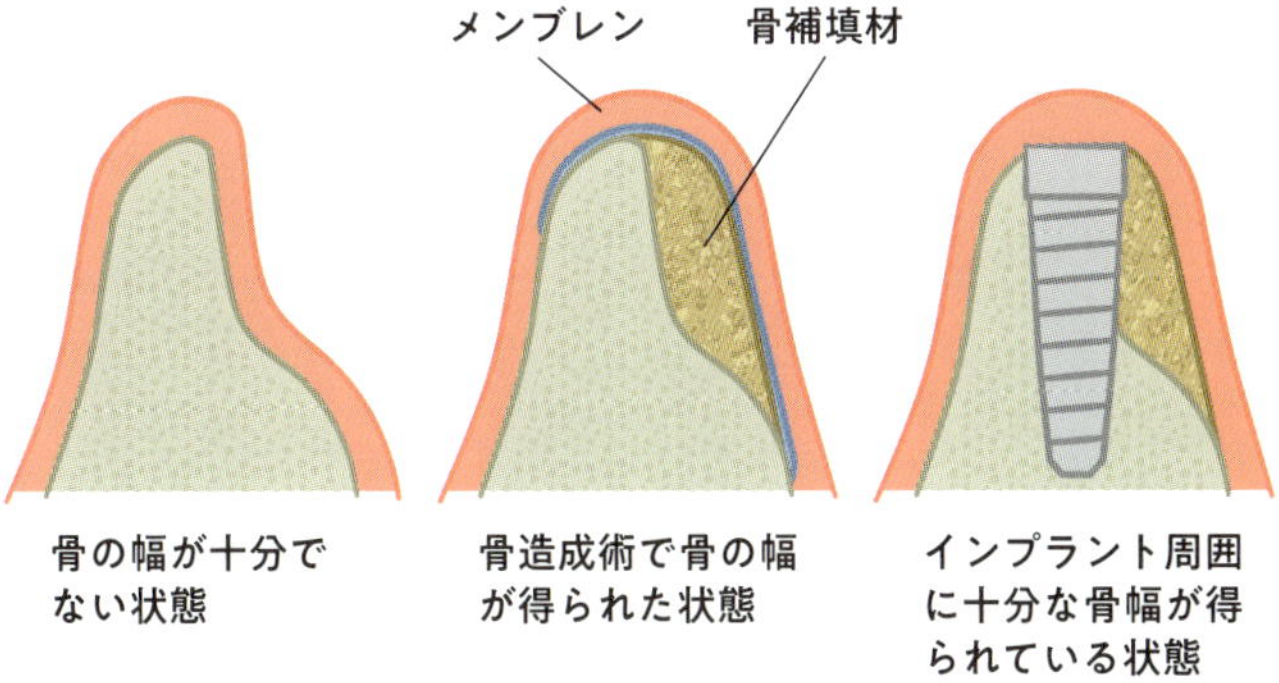

骨の幅が十分でない状態
骨造成術で骨の幅が得られた状態
インプラント周囲に十分な骨幅が得られている状態

ないこともよくあります。この場合、骨造成術という技術を用いて対応します。インプラント予定の骨のない部分に骨補填材を充填し、メンブレンという特殊な膜で覆い、厚さや高さを増やしていくことができます。これら特殊な膜や骨補填材の種類は、骨の形や粘膜の状態によって柔軟に変更していきます。さまざまな材料への深い知識や使い分けをしなくては成功しません。骨造成術を行う時期はインプラント埋入と同時に行う場合と、インプラントを入れる前に行う場合と2パターン存在します。いずれの時期に骨造成術をした場合にも、最低6カ月は治癒期間を待ち次のステップに移ります（**図50**）。

また、インプラント治療を希望するかもしれない患者さんに関して、インプラントが必要な歯を抜歯する際に、行うべき処置があります。歯の抜歯だけをした場合、周囲の骨が溶かされ骨の量が減っていきます。これは勉強している歯科医師であれば誰でも知っている周知の事実です。数多くの論文でも示されています。そこで生み出された術式が歯槽堤保存術です。この術式は抜歯と同時に抜歯窩に骨補填材を填入し骨が溶かされないように予防することができます。この術式も数多くの論文で証明されており、当法人では積極的に抜歯時に骨の温存を行っています。この歯槽堤保存術を抜歯と同時に行っていれば、結果的に「顎の骨がないため、インプラントはできません」という状態を避けられた患者さんは山のようにいます。

また、減ってしまった歯茎も増やすことができます。その場合は、患者さんの上顎の奥から組織を採取して移植します（図51）。

痩せた歯茎も特殊な条件がそろっている場合は、歯茎を増やしたり、厚みを作ったりすることが可能になります。

ただし、このような骨や歯茎を増やす手術ができるのは、歯科医師全体の1割程

図51　歯肉移植の採取部位

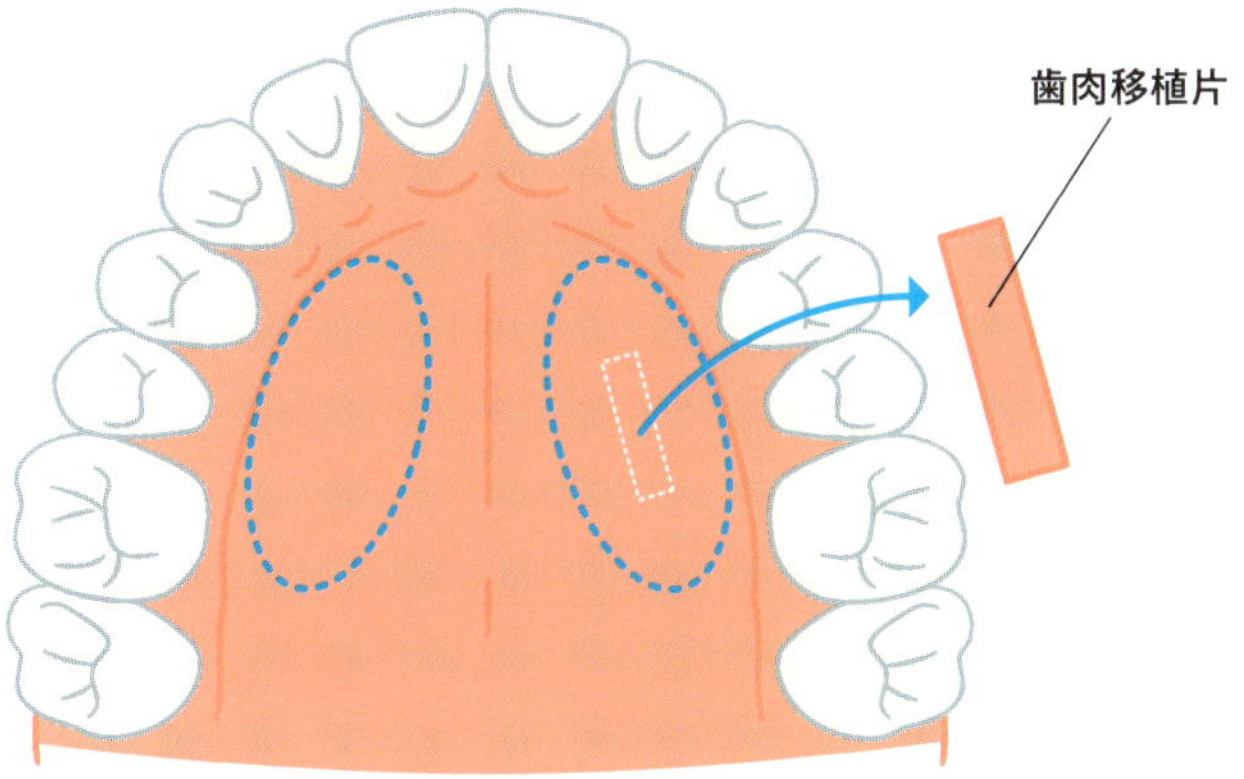

度に過ぎません。当法人にも在籍している歯科医師は何十名といますが、これら特殊な手術ができる歯科医師はトレーニングされたごく一部の認定医・専門医のみです。

自分では手術ができない歯科医師の多くは、こうした方法があることを患者さんに説明せず、冒頭で述べたように「インプラントはできません」と諦めさせてしまいます。中には、骨の状態が不十分であるにもかかわらず無理にインプラント治療を行い、後で炎症などが起きて患者さんが不利益を被ることもあるようです。

このような歯科医師が多いのは、恐らく患者さんを自分のところで抱え込みたいからだと思われます。しかし、そのような行為は患者さんの利益にはなりません。がんの治療に例えれば、他の病院に行けば切除できる医師がいるのに、自分にはできないので化学療法でごまかそうとするのと同じことです。

自分で手術ができない歯科医師の中には、骨を増やす方法があることを説明し、手術ができる歯科医師を紹介する、信頼できる歯科医師も多数存在します。当院にも、他の歯科医院から紹介され、骨の再生のために来院される患者さんがたくさんいます。

患者さんの利益を第一に考え、治療のための正確な情報を提供できる歯科医師がもっと増え、インプラントを諦めずに済む患者さんが増えることを願っています。

え？ そんなに高い治療なの!?

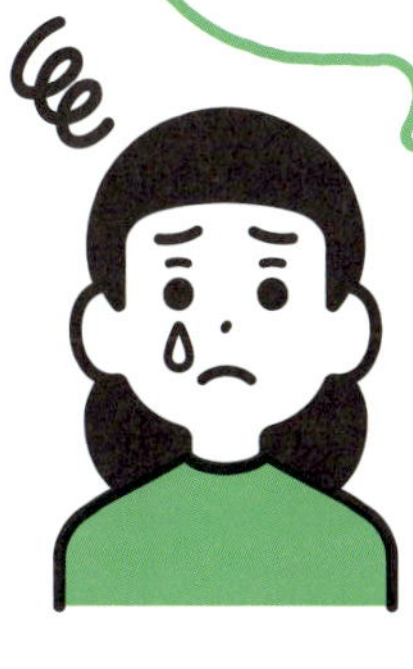

歯科医院で提示されたインプラントの種類の見極め方

インプラント治療の説明をした際に当院でよく聞く患者さんからのお声です。

しかし、インプラントを値段の安さだけで選ぶと、後で取り返しのつかないことになるかもしれません。

インプラント治療は時間も費用もかかるものだけに、一度入れたらできるだけ長く使い続けたいものです。またインプラントは一度入れてしまうと、その位置から矯正でインプラントを動かすことはできません。インプラントは歯と違い、チタンであるインプラント体が骨に結合していきます。これを骨結合（オステオインテグレーション）と言います。動かせないインプラントに時間や費用もかかるので重要になるのが、インプラント選びです。

インプラントには、さまざまな国のメーカーのものがあり、価格にもかなりの差があります。最も高価なのは欧米製のインプラントです。日本製のインプラントは、欧米製と比べると2分の1程度の価格です。韓国製、中国製、ブラジル製になると、さらに安くなります。

価格差がある理由は、主に2つあります。1つは適用症例数、つまり患者さんのデータ量の違いです。論文データ量が多いほど、その製品の信頼性は高まります。例えば、長期間にわたる使用データが豊富にあれば、長く安心して使えることがわかります。安価な製品の場合、長期的な予後が確証されてない可能性が非常に高くなります。

また、論文データ量の多いメーカーの方が、より多くの国で普及しています。残念ながら、日本製のインプラントは患者さんの論文データ量が少ないこともあり、海外で使われることはほとんどありません。逆に欧米製のインプラントは論文データ量が多いため、日本でも頻繁に使用されています。

もう1つの理由は、インプラントのパーツの種類の豊富さです。パーツの種類が多い方が、患者さんの選択肢が増えます。例えば、前歯用の目立たないセラミック製の土台、入れ歯と併用するためのパーツ、インプラントの角度を補正するためのパーツなど、欧米のメーカーには豊富な種類のパーツがあります。

このような理由を踏まえると、インプラントは価格だけで選ぶべきではありません。一度失敗すると、取り返しがつかないからです。インプラントは、一度入れてしまうと取り出すのは大変です。骨と結合してしまうため、周囲の骨ごと取らざるを得なくなってしまいます。そのため、再度インプラント治療をするためには、骨を再生するところから始めなければなりません。費用的にも時間的にも大きな負担を強いられることになります。

当院の場合は、実績と信頼性の高さから欧米の3つのメーカーから5つのインプラントシステムを採用しています。一般的な歯科医院では1～2種類程度ですが、当院では各システムのメリット・デメリットを踏まえてベストな選択ができるようにしています。一番重要なのは、個々の患者さんの口の中の状態や要望を考慮し、最適なシステムを提案することです。

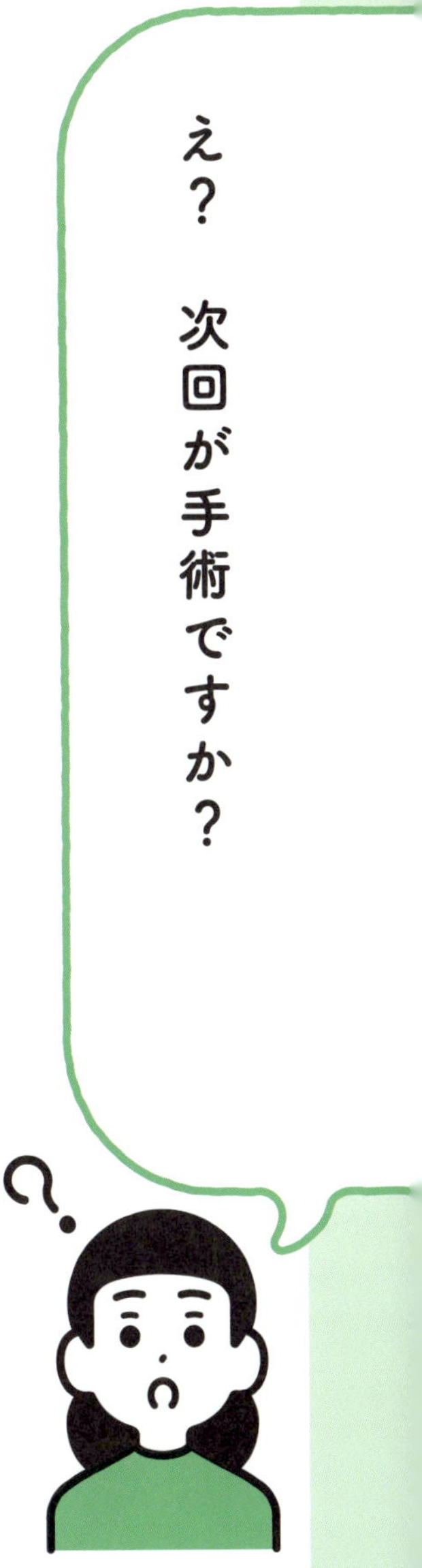

インプラント治療を任せて良い歯医者、悪い歯医者

歯周病の検査や治療をあまりせず、すぐにインプラントを入れようとするクリニックは避けるべきです。

インプラント治療は外科手術であり、単純にインプラントを入れれば良いというわけではなく、骨の状態や歯周病の症状、全身疾患の有無など、さまざまな要素を考慮する必要があります。中でも特に、見た目にも影響する前歯のインプラントや、骨の造成術などは難易度の高い手術になります。それだけに、インプラント治療は専門のトレーニングを受けている歯科医師に依頼すべきです。

世の中にはインプラント治療を行っている歯科医院がたくさんありますが、全ての歯科医師が同じ知識や技術を持っているわけではありません。現実には、模型でインプラントを入れる練習を1日だけ行い、翌日からインプラント治療を行っているような歯科医師が全体の7割程度を占めています。1日のコースを受けると、メーカーより認定証が発行されます。これを認定医とうたっている歯科医院もあります。ひどいところになると、勝手に作った認定制度で認定医を名乗り　自院の発行した認定証を掲示していたりします。そのような歯科医師と、専門的なトレーニングを積んできた歯科医師とでは、知識や技術、経験に大きな差があるのは明らかです。

信頼できるインプラントの専門医を見つける1つの目安は、日本歯周病学会や日本口腔インプラント学会の専門医の資格を持っていることです。注意が必要なのは両学会ともに似たような名前の学会が存在していることです。その手の学会の認定制度はお金を払えば取得できるようなものもいっぱいありますので、しっかり学会名を確認しましょう。先に述べた学会の専門医であれば、仮に自分ではできない治療でも、その治療ができる別の歯科医師を紹介してもらえるはずです。自分が治療できるかできないかで判断せず、できない場合はできる歯科医師をきちんと紹介する選択肢を示せるのが、良い歯科医師です。両学会ともに専門医を取得するためには、厳しい試験や複数の患者さんケースプレゼンテーションを数例しなければ通ることはできません。なので一定レベルでの技術と知識は担保できている可能性が高くなります。

また、初診時の状態と治療中やメンテナンス時の状態を比べられるようにデータを蓄積していることも、良い歯科医師のポイントと言えます。そういう歯科医師は、患者さんが引っ越しなどで転院しなければならない時は、それまでの診療データを全て患者さんに提供できますし、移転先が大都市であれば、信頼できる歯科医師への紹介状を書いてくれるはずです。

逆にインプラント治療をしない方がいい歯科医院のポイントとしては、まずCTがないことが挙げられます。インプラント治療は人工歯根を骨に埋めるため、CTを使って骨の3次元的構造を理解できなければ、安全で確実な治療はできません。また、術前に歯周病の検査や治療をしっかり行わなかったり、メンテナンスについての言及が一切なかったりするような歯科医院も避けるべきです。インプラント治療は、その後のメンテナンス抜きには考えられないからです。

インプラント1本当たりの治療費が40万円よりも安い歯科医院は、注意した方が良いでしょう。歯科医院のインプラント治療の利益率を考慮すると、品質の疑わしい材料を使っているか、必要な診療や衛生管理などを省いていることが考えられます。治療費の安い歯科医院にはお客さんが集まりますが、トラブルが多く、訴訟を起こされているところもあります。

健康に関わることだけに、安さに目を奪われることなく、信頼できる歯科医院を選びましょう。

信頼できる歯科医院では、手術前にさまざまなデータを取ります。歯周組織検査や口腔内写真、CTを含むレントゲン撮影を行い、術前に必ず歯周初期治療も行うはずです。

第8章

歯を守れば
人生が
豊かになる

マスクをしていて、自分の口が臭いかも？　と疑問に思ったら……

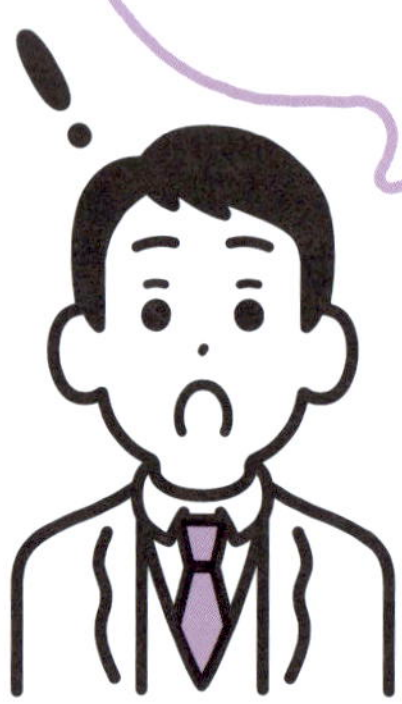

ダイエットも要注意！　口臭の原因とは？

日本歯科医師会が２０１６年に10～70代の男女１万人を対象に行った意識調査によれば、自分の口臭が気になった経験があると答えた人は全体の約80％に上ります。

多くの人が気にしている口臭ですが、なぜ発生するのでしょうか？　実は、口臭の原因の９割以上は口の中にあります。

口臭の元になっているのは、口の中から発生する硫黄化合物の揮発性ガスです。代表的なものは硫化水素（卵の腐ったような臭い）、メチルメルカプタン（魚や野菜の腐ったような臭い）、ジメチルサルファイド（生ゴミのような臭い）の３つで、そのうち硫化水素とメチルメルカプタンが約90％を占めると言われています。

そして、硫黄化合物のガスが発生する主要な原因となっているのが、歯周病と「舌苔」と言われる舌の苔です。歯周病については日本人の成人の8割が患っているか予備軍と言われるだけに、口臭の主たる原因である可能性は高いと言えます。舌苔は、舌の上に付着した白い苔《コケ》状のもので、口の中の粘膜がはがれたものや細菌などの塊です。健康な人でも舌苔はつきますが、その量が多ければ多いほど口臭は強くなります。口臭の多くは、歯周病を治療すること、そして舌苔を取り除くことによって防ぐことができます。

また、ダイエットも口臭の原因になり得ます。その理由は、食事を抜くと唾液の分泌量が減少するためです。唾液には自浄作用があり、食べカスや細菌など、口の中の汚れを洗い流す力があります。それに加えて、唾液には抗菌作用もあるため、口の中が多くの唾液で潤っているだけでも、口臭をある程度予防できます。

咀嚼により固形物の食べ物を食べると、刺激により唾液の分泌量が増えます。さらには食べ物と舌が接触するため、舌苔がはがれて口臭を抑えることができます。逆に食事を抜くと、唾液の分泌量が低下します。そうすると、舌苔が付着しやすく、細菌が繁殖しやすくなるため、口臭が目立つようになります。朝起きた時に口が乾燥していて自分の口臭が気になることはありませんか？　まさにこれが典型的な例です。

最近話題の糖質制限ダイエットにも注意が必要です。過度な糖質制限を行うと、体内の糖質が不足するため、代わりに脂肪を代謝してエネルギーを作りますが、その際に肝臓でケトン体という物質が作られます。ケトン体が血液中に入って体内を巡ることによって、「ケトン臭」という独特の甘酸っぱい臭いが、体臭や口臭となって出てくる場合があります。

食事制限の他に、口臭につながる唾液の分泌量を低下させる要因としては、薬の副作用やストレスなどがあります。テストや面接の前など、緊張して口の中がカラカラに乾いた状態の時は、やはり口臭が生じやすくなります。このような場合は、緊張などのストレスが解消されれば、口臭もなくなります。

コンビニで売ってる清涼カプセルを飲んでおけば平気でしょ？

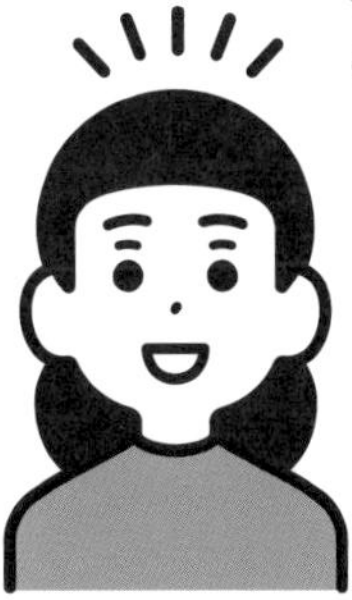

口臭を予防する方法

口臭ケアグッズをいくら使っても、口臭の根本的な原因は取り除けません！

口臭は自分ではなかなか気づきにくいものです。その理由は、自分で口から不快な臭いを発していたとしても、その臭いにずっとさらされていると慣れてしまい、その臭いを感じなくなってしまうためです。これを「順応反応」と言います。タバコを吸っている人が、自分のタバコの臭いに気づかないのと同じです。自分の口臭に気づくためには、歯科医院や口臭外来で口臭測定器で測定したり、市販の口臭チェッカーを利用したりする方法などがあります。
口臭は4つに分類することができ、予防するための方法はそれぞれ異なります。
①生理的口臭…起床時や空腹時、緊張時など、口の中が乾いているために起こる口臭です。しっかり食事をとることで唾液量が増え、お口の中が潤い細菌が流されることと、歯磨きなどの口腔ケアをすることで対処できます。
②病的口臭…歯周病や胃炎など病気によって起こる口臭です。この場合は、基本的に病気を治すことが必要です。歯科医院では主に歯周病の治療を行うことで歯周病由来の口臭は劇的に改善されます。
③外因的口臭…ニンニクなどの臭いのする食べ物を食べたり、タバコなどの嗜好品をたしなんだりすることによって生じる口臭です。食べ物が原因の場合は、時間がたてば解消します。
④心因的口臭…実際には口臭がないのに、口臭があると思い込んでいる人のケースです。この場合は、口臭がないことを他の人が指摘してあげる必要があります。いわゆる心の病気に近い状態です。客観的に口臭測定検査などのデータを用い

図52　舌用ブラシ

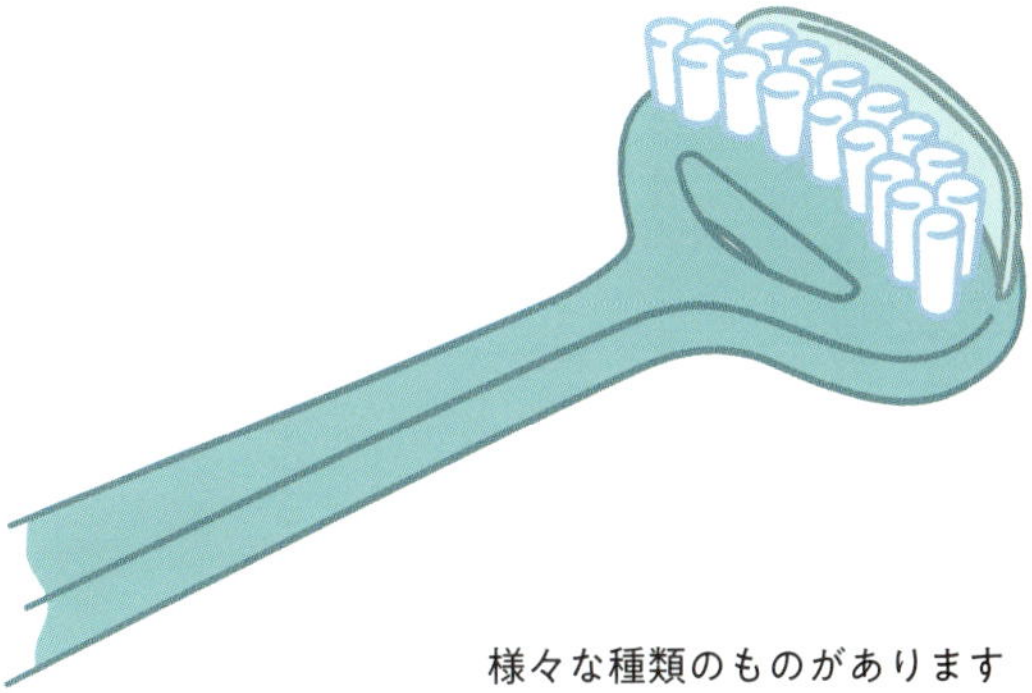

様々な種類のものがあります

て口臭がないことなどを患者さんに伝えていきます。

コンビニなどには、タブレットやガムなど、口臭を抑えるためのさまざまなグッズが販売されています。しかし、こうしたグッズはその場しのぎのもので、根本的な原因除去にはなりません。ミントやハーブなどの香りで口臭を隠し、清涼感を与えることで口臭が消えた錯覚を起こさせているだけに過ぎません。

特に、②病的口臭の場合は、病気を治療しない限り口臭をなくすことはできません。病的口臭の原因の多くは歯周病です。したがって、口臭を根本的になくしたいのであれば、まず歯周病を治療することです。

歯周病にかかっていない健康な人の場合は、舌苔を取れば口臭はある程度消えるはずです。舌ケアの基本は舌磨きです。

舌磨きでは、専用の清掃器具を使います。舌の表面はやわらかい粘膜なので、鋭利なもので強くこすると舌を傷つけます。清掃器具には舌用のブラシとヘラの2種類があります。器具自体は100~200円程度ですので、実際に試してみて、どちらが良いか選ぶと良いでしょう。私のおすすめは舌用ブラシです（図52）。あまり舌の粘膜を傷つけることはありません。いずれもない場合は歯ブラシを使っても構いません。最後にタオルなどで拭ってあげるだけでもだいぶ効果の違いを実感できるでしょう。

舌磨きは、毎日朝食後の歯磨き前に行うのが最も効果的です。鏡を見ながら舌を口の外に出し、舌苔を奥から手前にかき出します。ある程度取れると臭いが落ち着き、口臭を予防できます。

入れ歯の人は「ボケやすい」のですか？

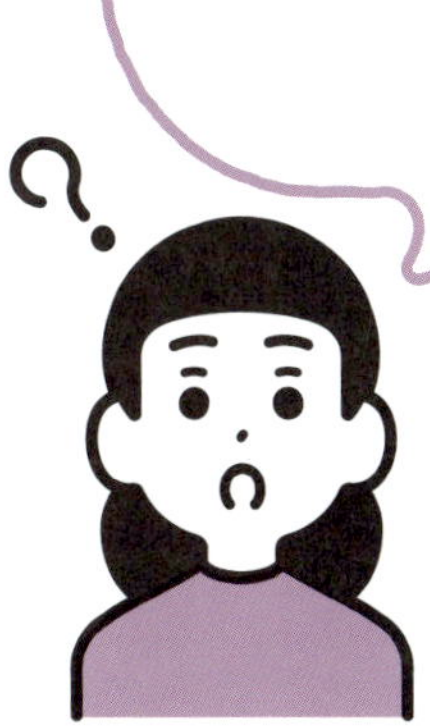

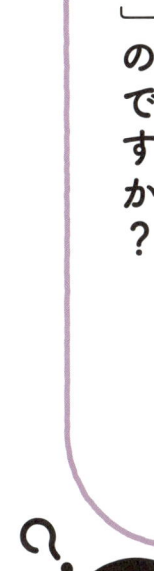

脳が健康な人ほど歯が残っていて、認知症の疑いがある人ほど歯は残っていない

「歯がないとボケやすい」というのは本当です。

国内のさまざまな調査で、「なりたくない病気」の1位になっているのが認知症です。厚生労働省は、団塊の世代が全て75歳以上となる２０２５年には約７００万人、65歳以上の5人に1人が認知症になると予測しています。

では、認知症にならないためには、どんなことに気をつければ良いのでしょうか？

図53　ペンフィールド・マップ　大脳皮質の運動野と感覚野

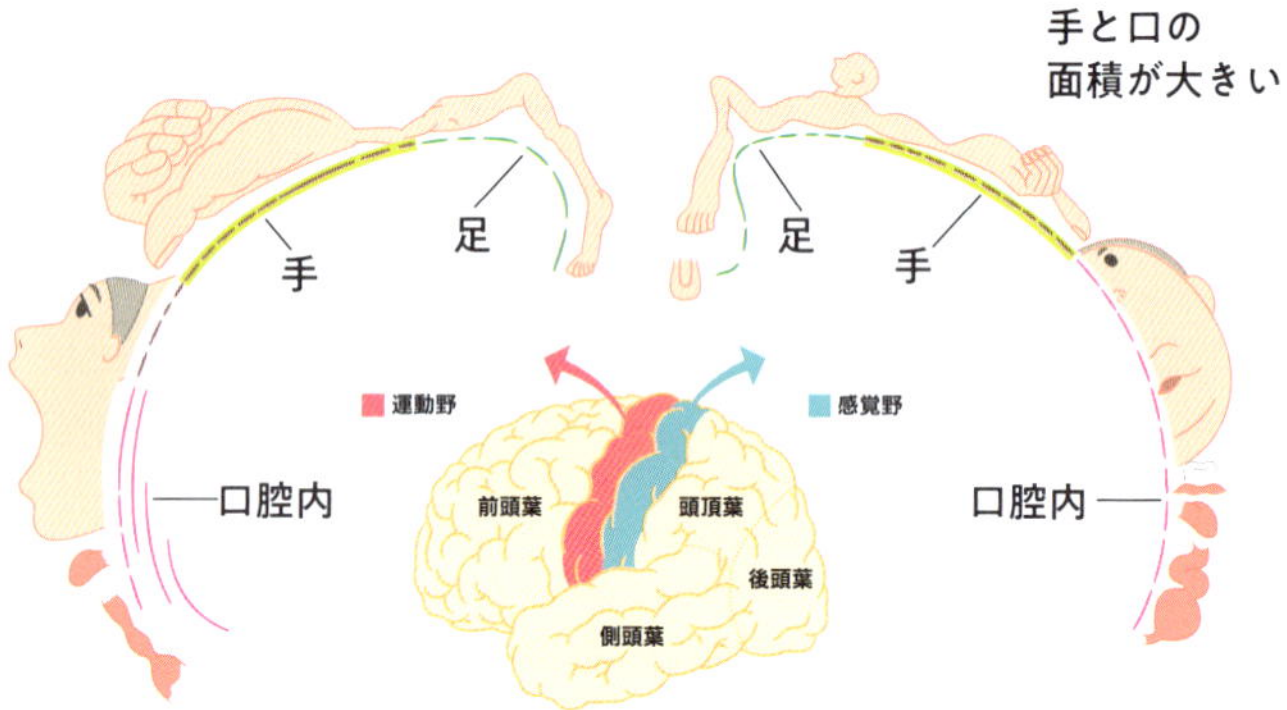

実は、認知症の患者さんの口の中はものすごく汚れていて、ほぼ例外なく歯周炎にかかっています。しかし、徹底した口腔ケアをすることで、認知症の症状が改善した患者さんの症例が数多く報告されています。そのため、口腔ケアによって認知症が改善し、脳が若返ると考えられています。このことから、認知症予防において医科と歯科が連携して診療に当たることの重要性を指摘する認知症専門医もいます。

なぜ、口腔ケアが認知症の改善につながるのでしょうか？　それは、口の機能が脳に与える刺激が大きいためと考えられます。脳と体の器官の関係を表した「ペンフィール

図54　70歳以上の高齢者の口の中に残っている歯（平均本数）

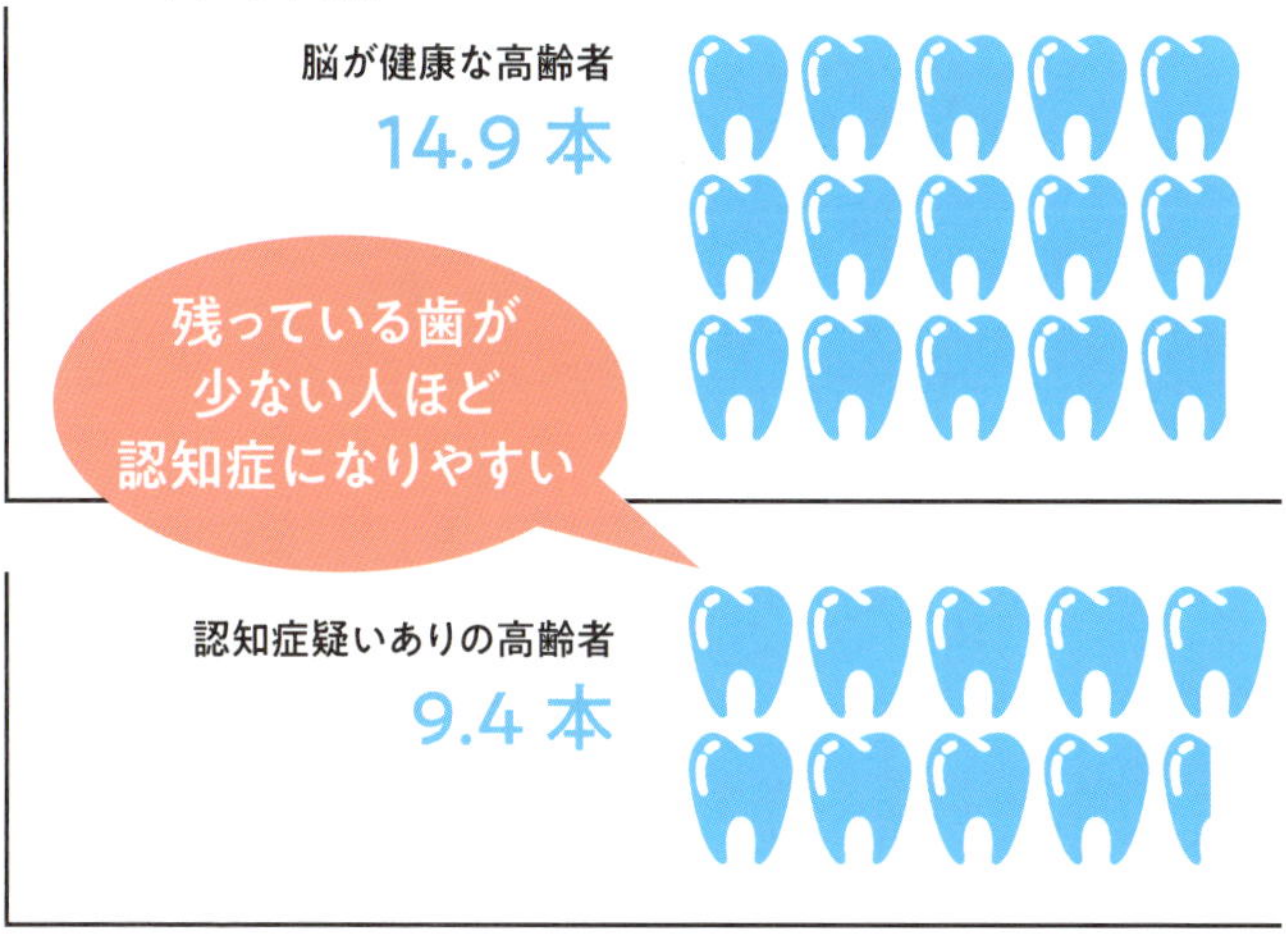

出典：厚生労働省「令和４年歯科疾患実態調査」

ド・マップ」を見ると、大脳の感覚野と運動野において、歯・顎・舌・唇などの口に関わる部分が広い範囲を占めていることがわかります（図53）。

そのため、口腔ケアで歯や口の中を刺激することによって、大脳の広い範囲に影響が及ぶわけです。逆に言えば、口の機能が衰えると、脳の血流が低下し、認知症リスクが高まることになります。脳に刺激を与えて脳の寿命を延ばすためには、歯など口の機能を使うことが重要なのです。

中でも歯は、噛むことによって血液を脳に送り込んでいます。歯の本数が減ると、脳に送られる血液の量も減ってしまい、脳機能の低下につながります。実際、さまざまな調査・研究によって次のような事実が明らかになっています。

- 脳が健康な人ほど歯が残っていて、認知症の疑いがある人ほど歯が残っていない（東北大学大学院の研究グループが行った調査）（図54）。
- 名古屋大学医学系研究科の上田実教授が行った調査によると、歯が失われたままにしておくと、アルツハイマー型認知症の発症リスクは健康な人の3倍になり、進行もしやすい。
- 歯がなく噛めない人は、20本以上歯の残っている噛める人に比べて認知症の発症リスクが約2倍になる。
- 認知症の患者さんがしっかり噛めるようになると、認知症の進行を遅らせることができる。
- よく噛めないと、脳の血流が低下し、記憶力や認知力が低下する。

認知症にならないためには、いかに歯を多く残すことが大切かがわかります。

認知症にはさまざまな種類がありますが、最も多いのがアルツハイマー型認知症です。

アルツハイマー型認知症は脳にアミロイドβ《ベータ》というタンパク質が蓄積することにより発症します。

日本人が歯を失う原因の第1位は歯周病です。歯周病を放置していると歯周病菌はなんとこのアミロイドβという脳のゴミを作り出し、それを蓄積促進していきます。

つまり、歯周病は脳を老化させる大きな原因とも言えます。**歯周病を治療・予防することは、認知症予防にもつながるのです。**

歯周病の恐ろしさは、口の中だけにとどまりません！

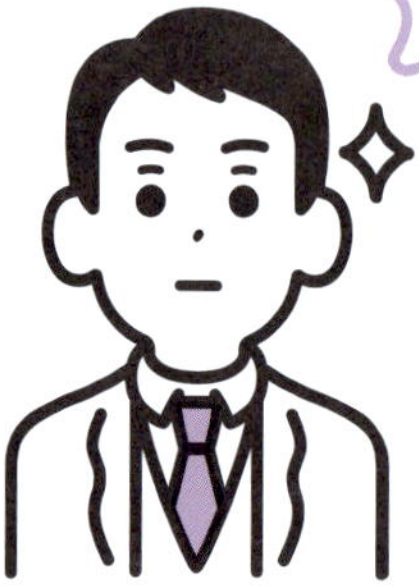

歯周病菌は万病の元！　口腔ケアで健康寿命を延ばそう

歯周病菌は、歯周病以外にもさまざまな病気を引き起こしたり悪化させたりする原因になることがわかっています。歯周病菌が歯茎に炎症を起こすと「サイトカイン」という炎症物質が発生し、血液によって全身に運ばれ、さまざまな組織に悪影響を及ぼします。そして、次のような病気の発症・悪化リスクを高めます。

- **アルツハイマー型認知症**…認知症の約7割を占めており、歯周病菌が直接影響を及ぼすことが明らかになっています。歯周病菌によって作り出されたサイトカインや毒素が血液によって脳に運ばれると、「脳のゴミ」と呼ばれる「アミロイドβ」というタンパク質が脳の中で増えます。アミロイドβは記憶を司る「海馬《かいば》」に徐々に蓄積され、記憶力の低下につながり、アルツハイマー型認知症の発症・悪化につながります。

- **糖尿病**…インスリンというホルモンが正常に作用しないために血液中のブドウ糖を細胞にうまく取り込めず、慢性的な高血糖の状態です。血糖値が高い状態が長く続くと、全身の血管が傷つき、さまざまな合併症を引き起こします。サイトカインが全身に運ばれると、インスリンが効きにくくなり、糖尿病が発症・進行しやすくなります。歯周病の人が糖尿病になる確率は、歯周病ではない人の約2倍というデータが２０１３年の日本糖尿病学会の報告にあります。
- **動脈硬化、脳卒中、心筋梗塞**…サイトカインが動脈で炎症を起こすと、血管の内壁が厚く硬くなり、血管が狭くなる動脈硬化を促進します。動脈硬化が進行して血流障害が脳で起こると脳卒中、心臓の血管（冠動脈）で起こると心筋梗塞など心疾患のリスクが高まります。歯周病の人の脳卒中の発症リスクはそうでない人の2・8

倍、同じく心疾患の発症リスクは1・15～1・24倍高まると言われています。

- **誤嚥性肺炎**…高齢者に多い死因の1つに誤嚥性肺炎があります。口の中の細菌が誤嚥されることによって、肺で炎症が起こる病気です。誤嚥性肺炎を起こした人から歯周病菌が見つかるケースが多く、歯周病菌が原因の1つと考えられています。

この他にも、がん、関節リウマチ（自己免疫疾患）、骨粗しょう症、妊婦に対しては低体重児出産・早産などとの関連が指摘されています。

このように、歯周病はさまざまな病気に影響することから、全身疾患で病院で入院をして手術を受ける場合、手術前に歯科にかかることを必須条件にしている医療機関も最近では多くあります。歯を治療したり専門的な口腔ケアを行ったりした方が、術後の回復が早く、入院期間が短くなる傾向があるためです。また介護施設では、歯科衛生士による口腔ケアが、誤嚥性肺炎の大幅な減少につながっている例もあります。

さまざまな病気の発症・悪化を防いで健康寿命を延ばすためにも、歯周病の治療や予防のための口腔ケアはとても大切なのです。

あなたの歯は今、何本残っていますか？

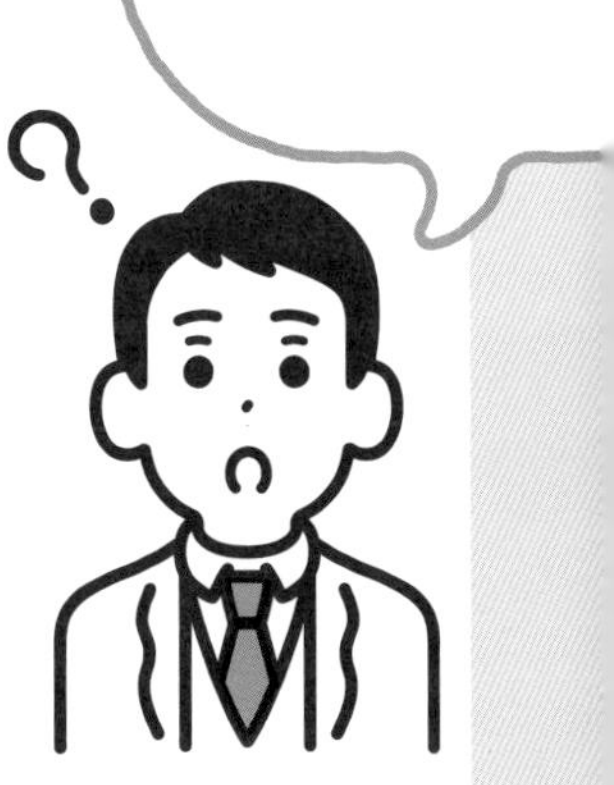

しっかり噛んで食べて、体も脳も生き生きと

成人の歯（永久歯）は28本（親知らずを除く）あります。そのうち20本以上残っていれば、たいていのものはおいしく食べることができます。

健康を保つための基本は、しっかり噛んで食べることです。

歯がない人、しっかり噛めない人は、歩く能力が衰え、転倒リスクが高まります。歯が20本以上ある人に比べ、歯が19本以下で義歯を使用していない人の転倒リスクは2・5倍高まると言われています（**図55**）。

逆に、きちんと噛んで食べられるようになると、足腰が弱っていたり、体が動か

図55　義歯を装着すれば転倒リスクが低くなる

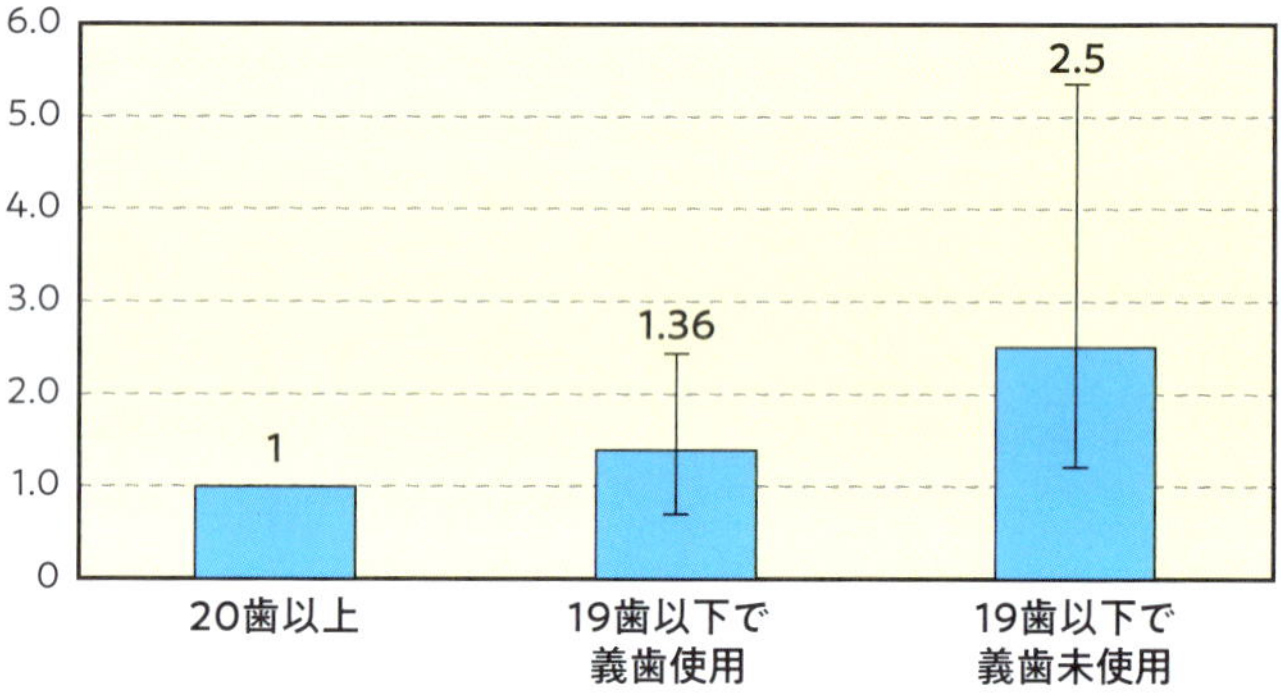

20歯以上の者を1としたオッズ比

せなかった人も、次第に活力を取り戻して元気になることができます。

また、噛むことで脳の血流が増加し、脳が活性化します。脳の記憶や運動、感情などの感覚が刺激されるため、意欲が高まり、高齢者のリハビリや全身の回復にも良い効果をもたらすと言われています。

高齢者2万人を対象とした調査では、歯の残存数が少ないほど寿命が短いことがわかりました。歯が20本以上の人に比べて、10~19本の人の死亡率は1・3倍、10本未満の人は1・7倍となりました。ただし、歯を失っても、入れ歯やインプラントなどで噛むことができていれば、寿命は延びる

図56　100歳まで生きるとして、歯が0～4本しか残っていなかったとしたら…

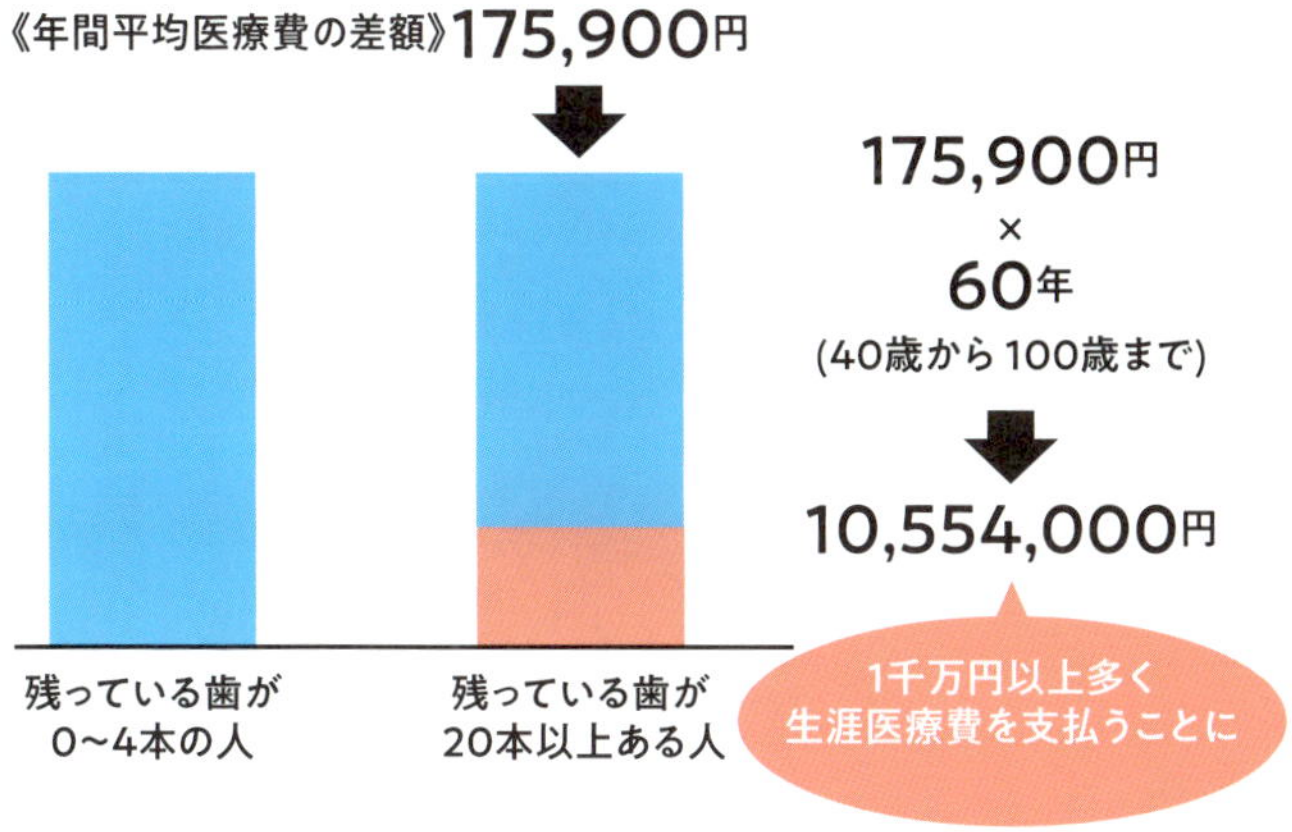

というデータもあります。

高齢になってもしっかり噛んで食べることは、脳も体も生き生きさせ、寿命を延ばすことにつながるのです。

歯を残し、噛む機能を維持していくためには、やはり毎日の歯磨きと歯科医院での定期的なメンテナンスが欠かせません。

仮に足を悪くされたり、寝たきりになったりして外来に来れなくなってしまった方でも、現在は訪問歯科診療というものがあります。

ご自宅や施設に歯科医師と歯科衛生士が伺い、歯科治療や口腔ケアを行うものです。

口腔ケアを行い、よく噛む生活を送ることで、さまざまな効果が期待できます。

まず、歯周病が引き起こすアルツハイマー型認知症、糖尿病、誤嚥性肺炎、動脈硬化などの全身疾患を予防でき、健康寿命を延ばすことができます。その結果、医療費を抑えることにもなります。日本歯科医師会が全国の40歳以上、約1万9000名を対象に行った調査では、歯が20本以上ある人は、0〜4本の人よりも年間医療費が17万円以上も低いという調査結果もあります（図56）。

転倒リスクが低下するため、寝たきりになることも防げます。噛むことができれば、もちろん食べたい食事を続けることもできます。口内環境をきれいに保つことで口臭も抑えられます。入れ歯だとしゃべりにくいこともありますが、自分の歯であればそんな心配はありません。口臭を気にすることもなく、しっかりとしたコミュニケーションが取れるため、孤独にならずに社会生活を送り続けることができます。

口腔ケアで歯を維持し、しっかり噛んで食べることで、末永く豊かな人生を送りたいものです。

欧米では、あなたの第一印象は「歯」で決まります

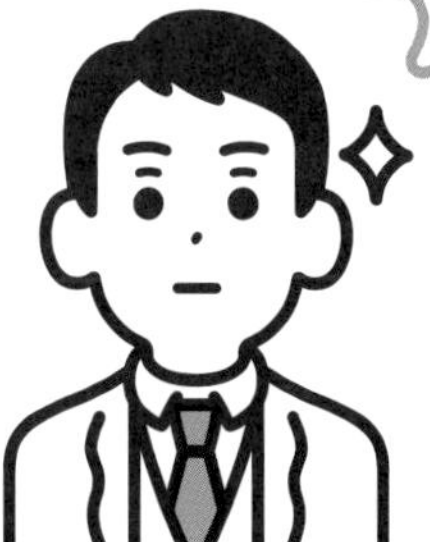

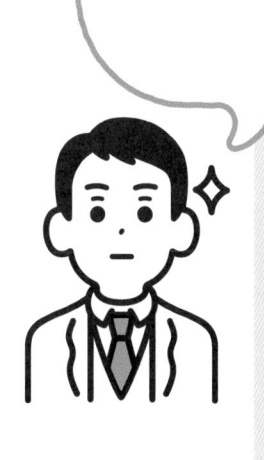

口腔内はその人の生き方を表す鏡

ホンダの創業者、本田宗一郎さんは、海外拠点のトップとして日本から派遣した社員をわざわざ呼び戻し、歯の治療をさせたそうです。なぜかというと、欧米では、歯がきれいかどうかがビジネスを左右するからです。特に一流のビジネスパーソンは、歯がきれいであることを非常に重視し、歯を見て相手を見定めます。それには歯並びも含まれます。どんなにきちんとした身なりをしていても、歯がきれいでなければ、社会的地位や受けた教育のレベル、さらには収入まで低いと見なされてしまいます。

そのため、アメリカでビジネスを成功したければ、知識やスキルを身につけるよ

りも「まず歯を整えろ」と言われます。それがエリートの必要最低条件なのです。ヨーロッパでも、歯並びが悪いために就職活動で不採用になるのはよくあることで、就職のために若者が歯を矯正することも珍しくありません。

歯の美しさを重視するのは、ビジネスの世界だけではありません。政治家でも俳優でも、人前に立つような人々は皆、歯がきれいです。日本の歴代の首相の歯並びとアメリカの歴代の首相の歯並びを比べてみて下さい。一目瞭然で違いがわかるかと思います。

欧米社会において、歯の美しさはステータスの象徴なのです。そのため、アメリカでは子どもの頃から歯を矯正するのが一般的になっています。

なぜ、欧米のエリートはそれほど歯にこだわるのでしょうか？　それは、体の他の部分と比べて、歯は医療機関で適切なケアを行えば、きれいで健康な状態を維持しやすいからです。例えば、美しい顔立ちは人によって評価が分かれますが、美しい歯は誰が見ても美しいと感じられます。その上、歯磨きなどの自己管理ができないと、美しい歯を保つことはできません。つまり歯は、投資や努力に見合った効果が得やすいということです。

そのため、歯がきれいでないと、自己管理できない人＝仕事ができない人と思われてしまいます。ちなみにウォール街やシリコンバレーでは、自己管理ができない人と見なされてしまう3つのタイプがあります。それは、太っている人、タバコを吸う人、そして歯が汚い人です。

歯を整えることは健康のためにも重要です。歯や口の中を常にきれいにしておけば、急に歯や歯茎が痛くなったり、全身疾患を引き起こしたりするリスクを下げることができます。歯を整えることはリスク対策でもあるわけです。それにもかかわらず歯を整えずに放置していると、物事の本質が理解できない、優先順位がわからないのと同じと見なされてしまいます。

欧米人にとって、歯の状態はその人の姿勢や生き方、物事の考え方を象徴しているのです。それほど、歯は重要なパーツだということです。

きれいで健康な歯は、ビジネス面でもメリットがあります

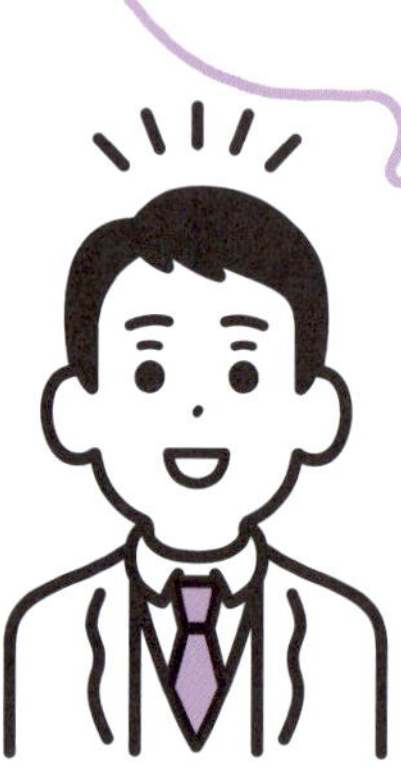

歯を整えると年収も高くなる

歯を美しく健康に保つことを身だしなみやステータスと考える欧米に比べ、日本では歯に対する意識がまだまだ低いのが現状です。パナソニックが２０１３年に日米の男性ビジネスパーソン各２００人を対象に行った調査では、歯にトラブルがなくても歯科医院に通院する人の割合は、アメリカ人男性の76％に対して、日本人男性は36％という結果でした。アメリカでは予防のために歯科医院に通う人が多いのに対して、日本では「歯は問題が起きたら治療するもの」という意識が未だに根強いことがうかがえます。

今後ますますグローバル化が進む中で、日本のビジネスパーソンも、もっと歯のケアに意識を向けてほしいと思います。欧米では、どんなに優秀な人物であっても、歯が汚ければ相手にしてもらえません。グローバルな舞台で対等な関係を築くには、相手の価値観を受け入れることも大切です。

国内で仕事をする場合でも、歯を整えることは、自分に自信を持つことにつながり、仕事の面でもプラスに作用します。ビジネスでは、相手にいかに好印象を与えられるかが重要になります。そのために欠かせない要素が笑顔です。歯をきれいにすると、笑顔に自信がつきます。それにより、コミュニケーションをより円滑に進めることができます。また、笑顔は気持ちを前向きにするため、物事に対する姿勢がより積極的になります。笑顔には、ビジネスチャンスを引き寄せる力があるのです。

歯を整えると口臭を抑制できるのもポイントです。歯並びが悪いと汚れが溜まりやすく、そこから口臭が発生します。口臭を予防できれば、相手に悪い印象を与えずに済み、「口臭を発しているのではないか」という不安感も解消できます。

さらに、歯をケアすることで、常に口の中を快適な状態に保つことができ、病気のリスクも回避できます。それにより、急な体調不良や通院・治療で仕事に支障をきたさずに済み、通院や治療にかかる時間とお金もコントロールできます。

このように、歯を美しく健康に保つことは、ビジネス面でも大いにプラスになるのです。

雑誌「プレジデント」が2019年にビジネスパーソン500人に実施したアンケート調査で、定期的に歯科に通院している人の割合は、世帯年収600万円未満では46・1%、1000万円以上では81・8%と、年収によって大きな違いがあることがわかりました。この結果からもわかるように、年収が高い人は、常に歯に気を配っています。歯の状態が仕事のパフォーマンスを高める基盤になると知っているからです。

歯を整えて、ビジネスのパフォーマンスをさらに高めましょう！

マスクを取っても、人前で自信を持って笑顔になれますか？

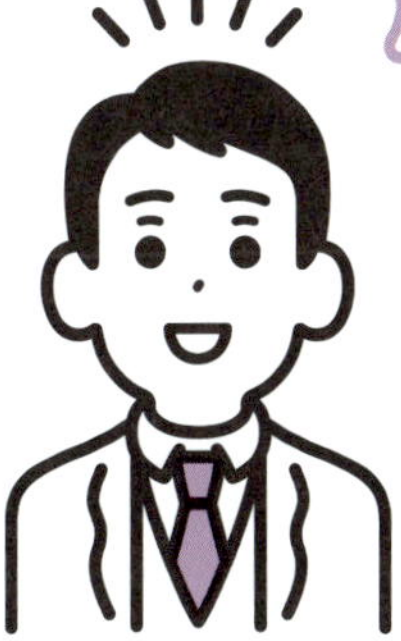

素敵な笑顔で自信がつけば、学力もビジネスも伸びる

歯をきれいにすると、笑顔に自信が持てるようになります。笑顔で接すれば相手から好感を持たれ、会話も弾みます。また、笑顔を作ることは、快感や多幸感を得られるホルモンの分泌を促すと言われています。それほど笑顔には大きな効果があります。

笑顔で思い浮かぶのが、私の患者さんのアメリカ人男性Aさんです。Aさんは前歯のインプラントが歯周炎になり、隣の歯までダメになってしまい、他の歯科医院からの紹介で来院しました。Aさんは私の医院に来院した時は完全に歯科医院に不信感を持っていて初めは目も合わせてくれませんでした。

初診時では、「このままでは生きていけない、どうしたらいいかわからない」と号泣してしまい、日本人の患者さんにはあまり見られないようなひどい落ち込みぶりでした。

Aさんがそこまで落ち込んでいたのは、前歯を失ったことで人前で笑えなくなったせいでした。「お金はいくらでも出しますから、とにかくこの苦痛から解放してください」と言うAさんのために、なくなった顎の骨を再生し、再びインプラントを入れる治療を行いました。治療には2年ほどかかりましたが、前歯がそろうと、Aさんはようやく私に対しても笑えるようになり、とても喜んでいました。

Aさんの治療は、きれいな歯を取り戻すことで笑顔も自信も取り戻すことができることを再認識させてくれました。それと同時に、欧米人と日本人の歯に対する意識のギャップも再認識させられました。

ギャップの中でも特に顕著だと感じるのが、歯並びに対する意識の違いです。日本人は歯並びがきれいではなくてもさほど気にしませんが、外国人は違います。20

12年にアライン・テクノロジー・ジャパンが日本に住む外国人100人に行ったアンケート調査で、日本人の歯並びに対する印象を聞いたところ、「歯並びが良い」と回答したのはわずか4%で、76%が「歯並びが悪い」と回答しています。多くの外国人は、日本人がなぜ歯並びを治さないのか、疑問に感じるようです。

私がアメリカ留学中にカルチャーショックを受けたことの1つに、子ども向けのアニメがあります。アメリカで製作されたアニメには、歯列矯正装置をつけている子どもが必ずと言っていいほど登場します。それほどアメリカでは、子どもが歯並びを矯正するのが当たり前になっています。日本人特有の「八重歯は可愛い」というのは全くありません。アメリカでは八重歯がドラキュラを連想させるため、それを放置することはアメリカ人の親にとってはあり得ないことになります。

歯並びが悪いと、健康面での悪影響に加え、脳に十分な刺激が届かないことによる学力への影響も無視できません。歯並びをきれいにすれば、健康になるとともに印象も良くなり、自信を高めることにつながります。だからこそ、アメリカでは子どもの頃から歯列矯正をするのです。

それに対して日本では、矯正装置をつけた子どもがいじめに遭う状況が未だにあります。歯をケアすることの大切さを、もっと社会に浸透させる必要があると感じます。

ようやくコロナ禍が収束し、マスクなしの生活が再開しました。これを機に、歯を整えて素敵な笑顔をゲットし、自分自身も周囲もハッピーにしませんか？

最近では症例により目立たないマウスピース型矯正も可能になりました。治療の選択肢が豊富にあるので、ぜひ歯科医師に一度相談してみてください。

おわりに

最後までお読みいただき、ありがとうございました。

本書は、予防歯科医療の最新知識についてまとめたものです。あなたと家族や友人の皆さんが、歯のことで困ることのない人生が送れるように、と願って書きました。

私はこれまで、歯のケアをずっと怠ってきた患者さんを数多く診てきました。その方々に共通していたのは、クリニックを訪れた時点で「時すでに遅し」だったということです。

中には、全ての歯を抜かなければならない状態だった方も少なくありませんでした。そうなってしまうと、多額の治療費がかかり、治療期間も長期にわたり、大変な苦労をすることになります。

そんなことにならないために、0歳から始める予防歯科医療は極めて大切なものと考えています。

本書を読んで、私の専門である歯周病・インプラント治療を受ける必要のないようなお口の中を目指していただければ本望です。皆さんが一生涯、自分の歯で噛めることを切に願っています。

最後に、本書を出版するにあたり、ご指導いただいた株式会社イースト・プレスの中野亮太さん、私を支えてくれた幸誠会の皆さん、そして家族に、この場を借りて感謝申し上げます。

医療法人社団幸誠会　理事長　多保 学

さ

索引

ま

や

ら

た

な

は

各種サイト・SNS

■たぼ歯科医院 公式サイト
https://www.tabo-shika.com

各診療の詳細を説明しています

■たぼ歯科医院 公式Instagramアカウント
https://www.instagram.com/taboshika_tabodental

医院の様々な取り組みを紹介しています

■たぼ歯科医院 公式YouTubeチャンネル「たぼちゃんねる」
https://www.youtube.com/@tabodentalclinic

歯科医師が治療内容を動画で分かりやすく説明しています

■多保学　Instagramアカウント
https://www.instagram.com/manabutabo

著者の活動と難症例の術前術後を紹介しています

本書へのご意見・ご感想
manabu-tabo@tabo-dental.com

10000人《にん》の患者《かんじゃ》を診《み》た歯周病専門医《ししゅうびょうせんもんい》が導《みちび》き出《だ》した

0歳《さい》から100歳《さい》までの
これからの「歯《は》の教科書《きょうかしょ》」

2024年10月1日　第1刷 発行
2024年11月8日　第2刷 発行

著者　　多保《たぼ》 学《まなぶ》

ブックデザイン　藤塚尚子（etokumi）
カバー・本文イラスト　山内庸資
本文イラスト　内山弘隆
制作協力　松尾昭仁（ネクストサービス株式会社）

発行人　永田和泉

発行所　株式会社イースト・プレス
〒101-0051
東京都千代田区神田神保町2-4-7 久月神田ビル
Tel：03-5213-4700
Fax：03-5213-4701
https://www.eastpress.co.jp

印刷所　中央精版印刷株式会社

ISBN 978-4-7816-2386-3

本作品の情報は、2024年9月時点のものです。
情報が変更している場合がございますのでご了承ください。